Schleip
Richtig einkaufen bei
Fructose-Intoleranz

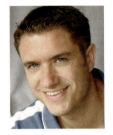

Thilo Schleip kennt aus eigener Erfahrung die Probleme von Menschen mit Lebensmittel-Unverträglichkeiten: Viele Jahre litt er unter den Beschwerden eines Reizdarmes, einer Laktose-Intoleranz und anderen Unverträglichkeiten, bis nach einer langen Ärzteodyssee endlich die richtigen Diagnosen gestellt wurden.
Um dies anderen Erkrankten zu ersparen, hat er mehrere sehr erfolgreiche Bücher zu den Themen Fructose-, Laktose- und Histamin-Intoleranz geschrieben. Außerdem ist Thilo Schleip Gründer und Inhaber des Online-Shops Laktonova für Menschen mit Unverträglichkeiten.

Thilo Schleip

Richtig einkaufen bei
Fructose-Intoleranz

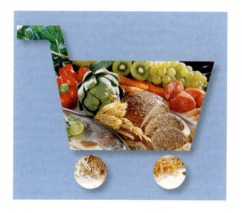

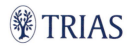

Ihr Einkaufsführer: handlich, sicher, gut

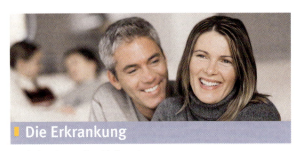

Die Erkrankung

Liebe Leserin, lieber Leser	8
Diagnose: Fructose-Intoleranz	12
– Was bedeutet Fructose-Intoleranz?	12
– So entstehen die Beschwerden	13
– Die Erkrankung erkennen: H_2-Atemtest	14
– Weitere mögliche Beschwerden	16
Ernährungs-Tipps	18
– Die Verträglichkeit austesten	18
– Gut verdauen dank gesunder Darmflora	19
– Meiden Sie Zuckeraustauschstoffe	21
– Ist Obst nun völlig tabu?	21
Richtig einkaufen	25
– Milch enthält keine Fructose	26
– Nudeln, Reis und Kartoffeln	27
– Fleisch und Fisch	28
– Backwaren enthalten oft Fructose	29
– Die richtigen Getränke auswählen	30
Wichtig!	32
– Darf ich noch Haushaltszucker essen?	32
– Ein Wort zur Auswahl der Hersteller in diesem Buch	33

Inhalt

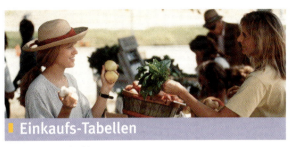

Einkaufs-Tabellen

Zu den Tabellen	36
Fleisch- und Wurstwaren	37
– Fleischwaren	37
– Wurstwaren	40
Käse, Milch & Co.	43
– Milchprodukte	43
Teigwaren, Kartoffeln, Reis	44
– Nudeln und andere Teigwaren	44
– Kartoffelspeisen	46
– Reisgerichte	47
Frisch und knackig	48
– Obst	48
– Gemüse	50
Gutes aus der Backstube	52
– Brot und Brötchen	53
– Gebäck	54
Tiefgekühlte Speisen	55
– Tiefkühlgerichte	55
– Tiefgekühlte Fischgerichte	61
Süße und pikante Aufstriche	63
– Brotaufstriche	63

5

Ihr Einkaufsführer: handlich, sicher, gut

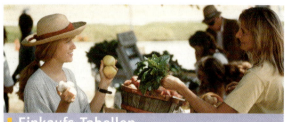

Einkaufs-Tabellen

- **Desserts** 64
  - Nachspeisen, Eis und Torten 64
- **Gewürze und Süßungsmittel** 70
  - Gewürze 70
  - Süßungsmittel 72
- **Koch- und Backzutaten** 72
  - Backzutaten 72
  - Öle, Soßen, Dips und Dressings 75
- **Getränke** 76
  - Heiße Getränke 76
  - Kalte Getränke 77
- **Babynahrung** 78
  - Breie, Flocken, Menüs 78
  - Getränke für Kinder 84
- **Nahrungsergänzungsmittel** 85
  - Vitamin-, Enzym- und Mineralstoffpräparate 85

Inhalt

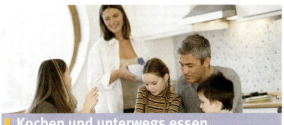

Kochen und unterwegs essen

Außer Haus essen — 90
- Restaurant — 90
- Einladungen — 90
- Kantinenessen — 91
- Schnellrestaurants und Imbissbuden — 91

Selbst kochen — 93
- Pilzgerichte sind ideal — 93
- Salat ist gesund und bekömmlich — 95
- Richtig essen — 97
- Dauerhafte Maßnahmen — 98

Adressen und Internetseiten — 100

Schnellsuche: Verzeichnis der Lebensmittel und Produkte — 103

Liebe Leserin, lieber Leser,

Obst und Gemüse sind längst nicht mehr die einzigen Lebensmittel, welche Fructose enthalten. Einer Vielzahl moderner Produkte wird heutzutage Fructose beigemengt, häufig in Form von Zuckerstoffen oder Sirupen. Nicht einmal Ernährungsfachleute können beim Blick auf eine Zutatenliste mit Sicherheit sagen, ob ein Lebensmittel Fructose enthält oder nicht. Wie sollen also Sie als Verbraucher wissen, welche Waren in den Einkaufswagen gehören und welche nicht? Um diese Fragen zu klären, wurden die 50 größten Nahrungsmittelhersteller gebeten, alle fructosefreien Produkte ihres Sortimentes zu benennen und Ihnen als Betroffenen zur Verfügung zu stellen.

Lobenswert zu erwähnen ist in diesem Zusammenhang die hohe Kooperationsbereitschaft auf Seiten dieser Unternehmen, ohne die dieser Ratgeber nicht entstanden wäre. Die Produzenten der in diesem Buch aufgeführten Lebensmittel stellten bereitwillig ihre Produktdatenbanken zur Verfügung und halfen bei der Entwicklung geeigneter Bewertungskriterien. Unternehmen, die so großen Wert auf Service und Information legen, verdienen auch zukünftig das Vertrauen der Verbraucher.

Beim ersten Blick auf die Lebensmittel-Tabellen erscheinen Ihnen die Einschränkungen womöglich als sehr umfangreich. Doch lassen Sie sich dadurch nicht entmutigen. Bei genauerem Hinsehen werden Sie feststellen, dass es vielfach köstliche Alternativen zu bewährten, aber fructosehaltigen Speisen und Getränken gibt. Ersetzen Sie Ihre Ernüchterung beim Anblick der Diätvorgaben einfach durch Neugierde und Spaß am Ausprobieren, und Sie werden feststellen, dass es sich auch mit einer Fructose-Intoleranz gut und abwechslungsreich leben und speisen lässt.

Vorwort ◀

Die tabellarisch aufgeführten Lebensmittel gehören zum Standardsortiment von Händlern in Deutschland, Österreich und der Schweiz. Sortiert nach Warengruppen und zusammengefasst im praktischen Handtaschenformat, soll Ihnen dieses Buch beim täglichen Einkauf im Supermarkt, beim Bäcker, Metzger, Bioladen und im Reformhaus eine wichtige Entscheidungshilfe sein. In der Hoffnung, Ihnen mit diesem Ratgeber möglichst viele Antworten auf täglich auftretende Alltagsfragen zu geben, verbleibe ich mit den besten Wünschen für Ihre Gesundheit!

Ihr Thilo Schleip

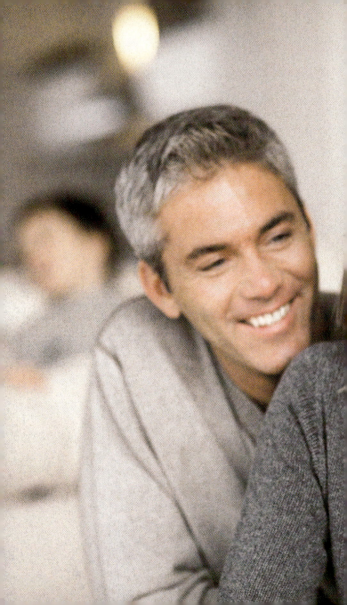

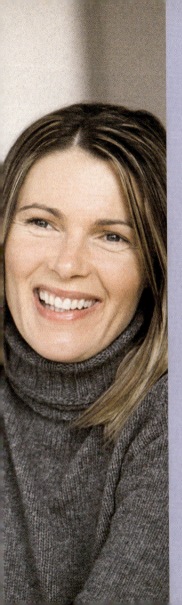

Die Erkrankung

Eine Fructose-Intoleranz ist eine Nahrungsmittelunverträglichkeit. Bei den Betroffenen wird die mit der Nahrung aufgenommene Fructose im Dünndarm nicht ausreichend aufgenommen. Sie gelangt in den Dickdarm, wo sie von Darmbakterien abgebaut wird. Dies kann zu verschiedenen Beschwerden, wie Blähungen, Völlegefühl, aber auch depressiven Verstimmungen, führen.
Lesen Sie, wie der Arzt und auch Sie selbst die Fructose-Intoleranz erkennen können und welche Ernährungsumstellungen zur Beschwerdefreiheit führen.

Diagnose: Fructose-Intoleranz

Bei der Fructose-Intoleranz handelt es sich um eine Nahrungsmittel-Unverträglichkeit gegenüber dem Zuckerstoff Fructose. Man unterscheidet zwei Formen dieser Erkrankung, die sich deutlich voneinander abgrenzen: Eine intestinale Fructose-Intoleranz aufgrund einer Malabsorption und die hereditäre Form. Letztere ist eine schwere, aber auch extrem seltene Stoffwechselerkrankung, welche nicht Thema dieses Buches ist. Betroffene müssen von Geburt an klinisch überwacht werden und unterliegen schwerwiegenden Einschränkungen bei der Lebensmittelauswahl. Dieser Ratgeber richtet sich ausschließlich an Menschen mit einer Fructose-Malabsorption. Wenn im weiteren Verlauf dieses Buches von einer Fructose-Intoleranz die Rede ist, so ist damit stets eine Malabsorption gemeint.

Was bedeutet Fructose-Intoleranz?

Es handelt sich um eine vergleichsweise harmlose Krankheit, die unbehandelt aber schwerwiegende Folgen mit sich bringen kann. Wer darunter leidet und fructosehaltige Speisen und Getränke verzehrt, kann unter

- Magenschmerzen,
- Blähungen,
- Völlegefühl,
- durchfallartigen Störungen,
- Übelkeit nach dem Essen,
- aber auch depressiven Verstimmungen,
- Antriebslosigkeit und
- Stimmungsschwankungen leiden.

Diagnose: Fructose-Intoleranz ▶

Betroffene, bei denen die Fructose-Intoleranz noch nicht erkannt ist, leiden auch häufiger an Infektionskrankheiten.

Das Mittel der Wahl zur Vermeidung dieser Beschwerden ist eine Ernährung, bei der auf krankmachende Lebensmittel weitestgehend verzichtet wird. Zusätzlich sollte ein Mangel an Zink und Folsäure vermieden werden. Wer diese Ratschläge beherzigt, kann mit nur geringen Einschränkungen ein sehr gesundes Leben führen und braucht fructosebedingte Beschwerden nicht länger zu befürchten. Wie Sie sich fructosearm ernähren und gleichzeitig alle lebensnotwendigen Nährstoffe in ausreichendem Maße zuführen, erfahren Sie in diesem Buch.

So entstehen die Beschwerden

Verzehrt ein gesunder Mensch fruchtzuckerhaltige Speisen, so werden diese im Dünndarm beschwerdefrei verdaut. Möglich wird das durch eine Reihe komplexer Verdauungsvorgänge, von denen einer den Namen GLUT-5 trägt. Dieses Transportprotein ist verantwortlich für die Verstoffwechselung von Fructose. GLUT-5 nimmt einzelne Fruchtzuckermoleküle auf und schleust diese durch die schwer überwindbare Darmwand hinein in den Blutkreislauf. Da Fructose zuvor nicht umgewandelt werden muss, steht es – wie der Traubenzucker – relativ schnell dem Stoffwechsel zur Energiegewinnung zur Verfügung.

Die Fructoseaufnahme im Darm ist gestört
Eine intestinale Fructose-Intoleranz ist im Prinzip nichts anderes als ein GLUT-5-Mangel. Da dieses Transportprotein nicht in ausreichendem Maße zur Verfügung steht, können je nach Mahlzeit nicht alle Fructosemoleküle verstoffwechselt werden und wandern stattdessen durch den gesamten

Die Erkrankung

Darm bis hinein in den Dickdarm. Leider läuft dieser Vorgang nicht ganz ohne Nebenwirkungen ab. Zum einen besitzt Fruchtzucker – ähnlich einem Soßenbinder – wasserbindende Eigenschaften. Auf seinem Weg durch den Darm entzieht Fruchtzucker dem umliegenden Gewebe Wasser und vergrößert so das Stuhlvolumen. Dadurch kommt es vielfach zu hörbaren Darmgeräuschen und je nach Menge zu plötzlich auftretendem Stuhldrang und wässrigen Durchfällen.

Beim Abbau durch Bakterien entstehen Gase

Im Dickdarm wird die Fructose zusätzlich durch die dort befindlichen Darmbakterien fermentiert. Bei diesem Prozess entstehen als Stoffwechselprodukte Methan, Wasserstoff, Kohlendioxid und kurzkettige Fettsäuren. Letztere üben einen anregenden Effekt auf die Darmperistaltik aus und fördern so die Tendenz zu durchfallartigen Störungen. Die entstandenen Gase werden in Form von Blähungen entsorgt. Aber bis es so weit ist, sammeln sie sich häufig im oberen Bereich der Dickdarmschleife an und vermitteln ein starkes Völlegefühl, das sich sogar in einem vorgewölbten Bauch zeigen kann. Zusätzlich werden dadurch die Eingeweide nach oben gedrückt, wo sie auf Magen und Herz Druck ausüben. Betroffene klagen dadurch häufig über Übelkeit und Beklemmungsgefühle in der Brustgegend. Nicht selten werden solche Symptome fehlgedeutet und Patienten, die davon berichten, mit hypochondrischen Störungen in Verbindung gebracht.

Die Erkrankung erkennen: H_2-Atemtest

Die hier genannten Verdauungsstörungen sind zwar sehr unangenehm, stellen aber keine Gefahr für Ihre Gesundheit dar. Die Bildung der Darmgase benutzt man, um eine Fruc-

Diagnose: Fructose-Intoleranz ▶

DIAGNOSE

tose-Malabsorption klinisch nachzuweisen. Beim so genannten H_2-Atemtest, der in gastroenterologischen Arztpraxen und in fast allen Kliniken durchgeführt werden kann, misst man die Wasserstoffabatmung von Patienten nach der Einnahme einer Fruchtzuckerlösung. Leidet ein Patient unter Fructose-Intoleranz, so gelangen Fructosemoleküle in den Dickdarm, wo im Rahmen des Fermentationsprozesses Wasserstoff entsteht. Ein Teil davon diffundiert durch die Darmwand und gelangt über die Blutbahn bis in die Lungen, von denen er bereits nach wenigen Minuten abgeatmet wird. Lässt sich in der Atemluft der Testperson nach kurzer Zeit ein Wasserstoffanstieg feststellen, so kann man mit ziemlicher Sicherheit von einer Fructose-Intoleranz ausgehen. Sollten Sie mit Ihrer Diagnose noch nicht ganz sicher sein, so fragen Sie Ihren behandelnden Arzt nach diesem Testverfahren. Liegen typische Symptome vor, so darf er Ihnen diesen Test nicht verweigern. Die Kosten dafür tragen im Allgemeinen die Krankenkassen.

Wie Sie sich selbst testen können

Sie können auch mit einfachen Mitteln selber feststellen, ob eine Fructose-Intoleranz vorliegt oder nicht. Trinken Sie, am besten auf leeren Magen, ein Glas Multivitaminsaft und beobachten Sie Ihre Körperempfindungen in den nächsten Stunden. Treten die bereits genannten Symptome auf, so ist die Wahrscheinlichkeit hoch, dass Sie zum Kreis der Betroffenen gehören. Nehmen Sie am Abend zuvor aber keine schwer verdaulichen Lebensmittel zu sich, da Sie ansonsten das Ergebnis falsch deuten könnten. Auch müssen längst nicht alle möglichen Symptome auftreten: Jeder Körper reagiert anders und jeder Mensch empfindet auftretende Beschwerden individuell sehr unterschiedlich. Nur bei wenigen Personen treten alle Symptome in ausgeprägter Form gleichzeitig auf.

Die Erkrankung

Weitere mögliche Beschwerden

Leider sind Magen-Darm-Beschwerden nicht die einzigen Folgen einer Fruchtzucker-Unverträglichkeit. In Studien fand man außerdem signifikante Zusammenhänge zwischen dieser Krankheit und seelischen Störungen. Dies liegt zum einen an einem gestörten Serotoninhaushalt, der mit der Fructose-Intoleranz in Zusammenhang gebracht wird. Man geht davon aus, dass die Aufnahme der Aminosäure Tryptophan in den Blutkreislauf unterdrückt wird. Da Tryptophan aber zur Bildung des »Glückshormons« Serotonin dringend benötigt wird, leiden Betroffene in direkter Folge überproportional häufig unter Stimmungseintrübungen, Antriebslosigkeit, seelischen Verstimmungen und bisweilen manifesten Depressionen.

Folsäuremangel

Ein weiterer Auslöser für seelische Beschwerden liegt im Folsäuremangel begründet, der bei Patienten mit Fructose-Intoleranz fast zwingend auftritt. Aus Untersuchungen weiß man, dass dieses sensible B-Vitamin bei dieser Patientengruppe oftmals nicht in ausreichendem Maße gebildet wird. Man führt dies zurück auf krankhafte Veränderungen der Darmflora durch die häufige Konfrontation mit Fructose in den unteren Darmabschnitten. Dort nämlich wird die Folsäure bei gesunden Menschen in ausreichender Menge gebildet. Ein Folsäuremangel kann neben anderen Folgeerkrankungen ähnliche Symptome verursachen wie ein Serotoninmangel: depressive Verstimmungen, Reizbarkeit und Konzentrationsstörungen.

Zinkmangel

Doch nicht nur Folsäuremangelerscheinungen werden mit der Fructose-Intoleranz in Verbindung gebracht, sondern

Diagnose: Fructose-Intoleranz

auch Zinkmangel. Dieses lebenswichtige Spurenelement wird zur Aktivierung vieler Enzymsysteme ebenso benötigt wie für einen gesunden Hormonhaushalt und beim Stoffwechsel. In einer Studie litten alle Personen mit Zinkmangel auch gleichzeitig unter einer Fructose-Intoleranz. Typische Folge eines Zinkmangels sind häufige Erkältungen aufgrund einer geschwächten Immunabwehr, Hauterkrankungen, Probleme mit Haaren und Nägeln und Wundheilstörungen.

Wie Sie ausreichend Zink und Folsäure zuführen

Für Betroffene ist es daher wichtig, durch die Auswahl geeigneter Lebensmittel eine ausreichende Versorgung mit Zink und Folsäure sicherzustellen. Da ausgerechnet Obst und Gemüse Hauptlieferanten von Folsäure aus der Nahrung sind, stellt dies bei einer Fruchtzucker-Unverträglichkeit ein gewisses Problem dar. Aber auch Leber, Milch und Vollkornprodukte enthalten reichlich davon. Da Folsäure ein sensibles Vitamin ist, sollte auf eine schonende Aufbewahrung und Zubereitung geachtet werden. Das Spurenelement Zink findet sich besonders in tierischen Lebensmitteln, also in Fleisch, Fisch, Eiern und Käse. Aber auch mit Vollkornprodukten und grünem Tee können Sie Ihre Zinkspeicher auffüllen. Speziell für Menschen mit Fructose-Intoleranz gibt es in Apotheken ein Zink-Folsäure-Präparat namens Fructobalax. Details zu diesem diätetischen Lebensmittel finden Sie auch unter www.fructobalax.de.

Die Erkrankung

Ernährungs-Tipps

Eine fructosearme Ernährungsweise ist das Mittel der Wahl bei dieser Krankheit. Ziel einer solchen Diät sollte sein, dem Körper nicht mehr Fruchtzucker zuzuführen, als er mit seiner individuellen Restaktivität an GLUT-5 problemlos verstoffwechseln kann. Dabei ist es wichtig zu wissen, dass der Mangel dieses Transportproteins bei jedem Betroffenen unterschiedlich ausgeprägt ist. Man spricht daher von einer »individuellen Toleranzgrenze« und meint damit die Menge und Art fructosehaltiger Lebensmittel, die jeder Einzelne problemlos verzehren kann. Ihre individuelle Toleranzgrenze müssen Sie also für sich persönlich herausfinden.

Der Sinn dieser Maßnahme liegt darin begründet, dass man im Rahmen seiner vermutlich lebenslangen Diät nicht auf mehr Lebensmittel verzichtet, als es unbedingt erforderlich ist. Das »Opfer« besteht darin, immer wieder auch potenziell unverträgliche Speisen und Getränke auszutesten und auf ihre Verträglichkeit hin zu überprüfen. In diesem Zusammenhang sei nochmals erwähnt, dass nahezu jeder Betroffene eine Restaktivität an GLUT-5 besitzt und keinesfalls jegliche Fructose meiden muss.

Die Verträglichkeit austesten

Das Austesten einzelner Speisen sollte mit Geduld und Sorgfalt erfolgen. Um sich ein Bild von der Verträglichkeit machen zu können, sollten Lebensmittel einzeln und mit ausreichendem zeitlichen Abstand getestet werden. Sie vermeiden so Fehldeutungen, die durch Überlagerungen entstehen könnten. Im Zweifel oder bei Speisen, die Ihnen be-

Ernährungs-Tipps

sonders wichtig sind, kommt auch eine zweite oder dritte Austestung infrage. Starten Sie stets mit nur geringen Mengen und üben Sie diese Methode zu Anfang an Lebensmitteln, die ohnehin einen niedrigen Fructosegehalt aufweisen. Es wird Ihnen sicher nicht auf Anhieb gelingen, sich ein klares Bild zu verschaffen. Das Ermitteln der Verträglichkeit von Lebensmitteln ist besonders schwierig und wird häufig von verschiedenen Faktoren überlagert. So können die persönliche Verfassung, Lebensumstände, weitere Ernährungsgewohnheiten oder auch Reifegrad und Sorte einer Speise das Ergebnis beeinträchtigen.

Gut verdauen dank gesunder Darmflora

Auch Zustand und Beschaffenheit der menschlichen Darmflora wirken sich auf die Fructoseverdauung aus. Wer jahrelang unter Magen-Darm-Problemen unbekannten Ursprungs gelitten hat, sollte seiner Darmflora Gelegenheit zum Aufbau und zur Regeneration bieten. Daher ist es besonders für Menschen mit Nahrungsmittel-Unverträglichkeiten wichtig, durch den Verzehr von pro- und prebiotischen Lebensmitteln lebende Mikroorganismen wie Milchsäure- und Bifidobakterien zuzuführen. Diese Bakterienstämme, die ein wertvoller Bestandteil einer gesunden Verdauung sind, siedeln sich in der Darmschleimhaut der unteren Darmregionen an und helfen bei der Zersetzung der unverdaulichen Nahrungsbestandteile.

Pro- und Prebiotika

Man unterscheidet zwischen lebenden Mikroorganismen (Probiotika), welche sich in großer Zahl in Sauermilchprodukten befinden, und deren Nahrungsgrundlage, den Prebiotika. Diese unverdaulichen Oligosaccharide kommen in Chicoree, Knoblauch, Spargel und Zwiebeln sowie ebenfalls

Die Erkrankung

in Milchprodukten vor. Leider werden gerade die Sauermilchprodukte von Menschen mit Fructose-Intoleranz häufig schlecht vertragen. Grund dafür ist eine Laktose-Intoleranz, welche überproportional häufig gemeinsam mit der Fructose-Intoleranz auftritt. Auch der Verzehr von prebiotischen Speisen ist nicht jedem in ausreichendem Maße möglich. Daher ist die Lebensmittelindustrie dazu übergegangen, bestimmte Produkte mit Pro- und Prebiotika anzureichern. Leider ist die Anzahl der eingebrachten Bakterienstämme aber nicht immer ausreichend hoch, sodass für eine optimale Vorsorge dauerhaft große Mengen dieses so genannten Functional Food verzehrt werden müssten. Alternativ dazu besteht aber auch die Möglichkeit, Pro- und Prebiotika in Form von diätetischen Lebensmitteln zuzuführen. Diese sind in Apotheken oder per Versand (z.B. unter www. pseudoallergie.de) erhältlich.

Traubenzucker verbessert die Fructoseaufnahme

Das Monosaccharid Glucose, besser bekannt unter dem Namen Traubenzucker, unterstützt den Körper bei der Verdauung von Fructose. Diesen durch Studien belegten Umstand können Sie sich zunutze machen, indem Sie beispielsweise fruchtzuckerhaltige Obstspeisen mit Traubenzucker anstelle von Haushaltszucker bestreuen und so ihre Verträglichkeit verbessern. Ein anderer »Trick« besteht in der Einnahme von Traubenzuckerdragees vor fructosehaltigen Mahlzeiten. Allerdings ist diese Methode nicht uneingeschränkt wirksam, da die Glucose nur unterstützend wirkt. Hinzu kommt, dass Traubenzucker bereits ab geringen Mengen abführend wirken kann und so die eigentliche Symptomatik verschleiert oder überlagert. Ein Wundermittel gegen die Unverträglichkeit stellt diese Methode also keineswegs dar. Dennoch lohnt es sich, zumindest versuchsweise zu ergründen, ob sich ein spürbar positiver Effekt durch die Einnahme herbeiführen lässt. Traubenzucker finden Sie in

Ernährungs-Tipps

Form von Dragees und Pulver in Apotheken oder im Lebensmittelhandel. Zum Thema Haushaltszucker lesen Sie bitte Seite 32.

Meiden Sie Zuckeraustauschstoffe

Zuckeraustauschstoffe sind für Menschen mit Fructose-Intoleranz von besonderer Bedeutung. Diese auch als Zuckeralkohole bezeichneten Süßungsmittel blockieren nämlich das für den Abbau der Fructose zuständige GLUT-5. Die geringe Restaktivität dieses Transportproteins wird beim Verzehr eines Lebensmittels mit Sorbit (E 420), Mannit (E 421), Isomalt (E 953) und Xylit (E 967) komplett aufgebraucht und steht dann nicht mehr für den Abbau von Fructose zur Verfügung. Außerdem können bereits geringe Mengen von Zuckeraustauschstoffen Magen-Darm-Beschwerden wie Blähungen und durchfallartige Störungen hervorrufen.

Diese beiden »Nebenwirkungen« legen die Empfehlung nahe, im Falle einer Fruchtzucker-Unverträglichkeit Zuckeraustauschstoffe weitestgehend zu meiden. Zu diesem Zweck sollten Sie nicht nur auf kalorienreduzierte Lebensmittel wie Diät- und Lightprodukte verzichten. Auch Diabetikerkost, von der Marmelade bis hin zum Diätmenü, ist in den meisten Fällen tabu. Nicht zuletzt enthalten auch zuckerfreie Kaugummis, Süßwaren, Bier und sogar Zahncreme teils bedenkliche Mengen an Sorbit und anderen Zuckeralkoholen.

Ist Obst nun völlig tabu?

Diese Frage stellt sich jeder, der mit der Diagnose »Fructose-Intoleranz« konfrontiert wird. Tatsächlich unterliegt man

Die Erkrankung

als Betroffene(r) erheblichen Einschränkungen, was den Obstgenuss angeht. Nun wäre es einfach, den Rat zum völligen Verzicht zu erteilen. Allein durch diese Maßnahme würde sich Ihre gesundheitliche Situation schlagartig verbessern, Ihre Lebensqualität würde aber im gleichen Maße abnehmen. Und dabei sind die langfristigen Folgen einer solchen Diätvorschrift auf Ihre Versorgung mit lebenswichtigen Nährstoffen noch nicht einmal berücksichtigt. Ein solcher Ratschlag taugt also höchstens für die ersten Tage oder Wochen der Ernährungsumstellung. Ziel einer fructosearmen Diät sollte aber sein, auch geeignetes Obst in gut verträglichen Mengen auf dem täglichen Speiseplan unterzubringen.

Durch die Auswahl der richtigen Obstsorten können Sie das Risiko gesundheitlicher Beeinträchtigungen minimieren, ohne Einbußen bei der Versorgung mit Vitaminen, Mineralstoffen und sekundären Pflanzenschutzstoffen hinnehmen zu müssen. Auch die Art und Häufigkeit des Obstverzehrs wirken sich auf die Verträglichkeit aus. Im Einzelnen bedeutet dies:

Wählen Sie Obst mit niedrigem Fructosegehalt

Es gibt durchaus einige Sorten mit niedrigem Fruchtzuckergehalt. Sie sind von den meisten Betroffenen in kleinen Mengen gut verträglich und empfehlen sich für eine individuelle Austestung. Beispiele fructosearmer Sorten sind die Brombeere, Limette, Nektarine oder auch die Satsuma. Ihr Fruchtzuckeranteil am Gesamtgewicht beträgt teils deutlich unter 1 %. Mit einer 50-g-Portion dieser Sorten führen Sie Ihrem Körper also meist weniger als 0,5 g Fructose zu. Betroffene bestätigen, was Experten vermuten: Fruchtzuckermengen von weniger als 1 g pro Mahlzeit werden von den meisten gut toleriert und entsprechend geeignete

Ernährungs-Tipps

Obstsorten sollten je nach Geschmack und Gewohnheit ausgetestet werden.

Probieren Sie Sorten mit hohem Glucoseanteil

Sie können durch das Aufstreuen von Traubenzucker (Glucose) eine Verbesserung der Verträglichkeit fructosehaltiger Speisen herbeiführen. Dieser Trick bietet sich insbesondere bei Obst an, da dieses ohnehin gerne gesüßt wird. Allerdings sind dieser Methode natürliche Grenzen gesetzt, da auch Traubenzucker in großen Mengen abführend wirken kann. Tasten Sie sich bei Bedarf also vorsichtig an diese Methode heran. Alternativ dazu können Sie aber auch direkt zu Obstsorten mit hohem Traubenzuckergehalt greifen und damit Ihre Verdauungsarbeit auf ganz natürliche Art unterstützen. Für diese Variante eignen sich beispielsweise Sorten wie die Avocado, die übrigens auch sehr wenig Fruchtzucker enthält, wie auch die Mandarine oder die Papaya.

Verteilen Sie kleine Portionen über den Tag

Das GLUT-5-Potenzial des Dünndarms ist nicht unerschöpflich. Jeder Mensch, auch ohne Fructose-Intoleranz, verdaut nur eine bestimmte Menge dieses Kohlenhydrates ohne Probleme. Enthält eine Mahlzeit mehr Fruchtzucker, als die individuelle GLUT-5-Aktivität verstoffwechseln kann, so kommt es zu den bekannten Störungen. Anders als bei einer Allergie ist es also eine Frage der Menge, die Sie frei wählen und Ihrer individuellen Toleranzgrenze mit nur wenigen Erfahrungswerten gut anpassen können. Hierzu bietet es sich an, Obst in kleinen Portionen über den Tag zu verteilen. Bewahren Sie Reste gut verpackt für einen halben Tag im Kühlschrank auf oder kaufen Sie direkt nur kleinere Mengen ein.

Die Erkrankung

Fructose- und Glucosegehalt von Obst

	Fructose g/100g	Glucose g/100g
Apfel	5,74	2,04
Avocado	0,02	0,06
Banane	3,64	3,79
Birne	6,75	1,67
Brombeere	1,35	1,28
Limette	0,80	0,80
Mandarine	1,30	1,70
Nektarine	1,79	1,79
Orange	2,87	2,53
Papaya	0,34	1,03
Satsuma	1,23	1,61
Weintraube	7,63	7,33

Obst als Nachspeise verwenden

Auch hierbei kommt die GLUT-5-Aktivität zur Sprache: Soll dieser Transportweg optimal genutzt werden, so muss er Zeit zur Arbeit haben. Fructosemoleküle werden umso besser verdaut, je langsamer sie den Dünndarm passieren. Nur so kommt es zu häufigen Kontakten mit der GLUT-5-Restaktivität und zu einer besseren Aufnahme des Fruchtzuckers in die Blutbahn. Um diesen Umstand zu nutzen, sollten Sie Obstspeisen stets als Nachtisch einer größeren Mahlzeit einnehmen. Die Passagezeit verlängert sich dadurch beträchtlich, die Verträglichkeit wird deutlich erhöht. Wird Obst vor einer Mahlzeit, auf leeren Magen, als alleiniger Snack oder gar am frühen Morgen verzehrt, so ist die Wahrscheinlichkeit für Verdauungsstörungen um ein Vielfaches höher.

Richtig einkaufen

Die Auswahl verträglicher Gemüsesorten ist viel größer als beim Obst. Zwar enthält auch Gemüse von Natur aus Fruchtzucker, aber der durchschnittliche Fruchtzuckergehalt liegt deutlich unter dem von Obst. Generell auch gut geeignet sind Pilze aller Art. Sie stellen eine gesunde und leicht verdauliche Alternative dar. Es lohnt sich also, dem richtigen Einkauf und der Zubereitung von Pilzen besondere Aufmerksamkeit zu schenken (mehr dazu im Kapitel »Selbst kochen«).

Personen mit Fructose-Intoleranz leiden in der Regel bereits seit mehreren Jahren unter Darmstörungen und reagieren dementsprechend empfindlich auf schwer verdauliche Nahrungsmittelbestandteile jeder Art. Häufig hat sich durch die chronischen Verdauungsbeschwerden ein Reizdarmsyndrom ausgebildet, welches die eigentliche Symptomatik der Fruchtzucker-Unverträglichkeit überlagert. Stehen Blähungen und durchfallartige Störungen als Leitsymptome im Vordergrund, so werden ballaststoffreiche Nahrungsmittel meist schlecht vertragen.

Auf blähende Gemüsesorten wie Kohl, Lauch, Bohnen und Linsen sollten Sie daher lieber verzichten oder ihre Verträglichkeit sorgsam prüfen. Auch empfiehlt es sich, Gemüse stets als Beilage zu einem kohlenhydrathaltigen Gericht wie Nudeln oder Kartoffeln zu servieren oder zu Fleisch, Fisch oder Geflügel. Gut verträgliche Gemüsesorten sind zum Beispiel Blattspinat, Brokkoli, Rhabarber, Blattsalate und Mangold.

Die Erkrankung

Fructose- und Glucosegehalt von Gemüse

	Fructose g/100g	Glucose g/100g
Blattspinat	0,11	0,14
Brokkoli	0,90	1,00
Paprika rot	3,74	2,34
Pastinake	0,12	0,15
Rhabarber	0,39	0,41
Spargel	1,16	0,57
Spinat	0,11	0,14
Tomate	1,30	1,11

Milch enthält keine Fructose

Dank ihres hohen Nährstoffgehaltes zählen Milchprodukte zu den wertvollsten Lebensmitteln. Da es sich dabei um Lebensmittel tierischen Ursprungs handelt, enthalten sie von Natur aus keinen Fruchtzucker. Dies ändert sich, sobald Fruchtzubereitungen im Spiel sind. Diese besteht neben dem namensgebenden Obst häufig aus Wasser, Zucker und Verdickungsmittel. Der Fructosegehalt von Milchprodukten wie Fruchtjoghurt, Fruchtbuttermilch, Fruchtmolke oder Fruchtquark ist zwar nicht sehr hoch, sollte bei einer Fruchtzucker-Unverträglichkeit aber stets berücksichtigt werden.

Zusätzliche Laktose-Intoleranz

Nicht zuletzt wird die Verträglichkeit dieser Lebensmittel zusätzlich dadurch verschlechtert, dass neben der Fructose auch Milchzucker aufgenommen wird. Besonders Menschen mit Fructose-Intoleranz haben oft auch Probleme mit der Verdauung dieses Kohlenhydrates und leiden nach dem

Richtig einkaufen ▶

Verzehr von Milch oder Yoghurt unter Bauchkrämpfen, Blähungen und durchfallartigen Störungen. Man spricht in diesem Fall von einer Laktose-Intoleranz. Bei ansonsten gesunden Erwachsenen liegt der Anteil der Betroffenen europäischer Herkunft bereits bei 15 Prozent. Menschen mit Fructose-Intoleranz sind, wie man aus Studien weiß, um ein Vielfaches häufiger von diesem Enzymdefekt betroffen. Treten trotz streng fructosearmer Diät Beschwerden nach dem Konsum von Milchprodukten auf, so sollte das Vorliegen einer Laktose-Intoleranz auf jeden Fall abgeklärt werden. Der Milchzucker, welcher für die Beschwerden verantwortlich ist, findet sich aber nicht nur in Milchprodukten und allen daraus hergestellten Lebensmitteln. Leider wird er aus lebensmitteltechnologischen Gründen auch zur Herstellung von Soßen, Fertigmenüs, Tiefkühlware, Back- und Wurstwaren und für viele weitere Lebensmittel verwendet.

Fructose- und Glucosegehalt von Milchprodukten

	Fructose g/100g	Glucose g/100g
Buttermilch mit Früchten	0,34	0,12
Joghurt mit Müsli	0,56	0,47
Joghurtschnittchen	1,38	0,87
Trinkmilch mit Früchten	0,34	0,12

Nudeln, Reis und Kartoffeln

Wegen ihres hohen Gehaltes an Kohlenhydraten gelten Kartoffeln, Nudeln und Reis als Hauptnahrungsmittel. Alle drei Energiespender können in vielen schmackhaften Varianten zubereitet werden. Das Risiko, durch Nudeln, Reis oder Kartoffeln übergewichtig zu werden, ist äußerst gering. Gleich-

Die Erkrankung

zeitig liefern sie viele Vitamine und Mineralstoffe. Noch mehr Nährstoffe als die gängigen Varianten enthalten Vollkornnudeln und Naturreis, die besonders viele Ballaststoffe aufweisen. Aber auch Geschmack und besonders die Verträglichkeit sind für den Verzehr entscheidend. Daher bietet sich als Kompromiss an, beides zu mischen: Naturreis mit poliertem Reis, Vollkornnudeln mit normalen Nudeln.

Besonders reizarm ist die Kartoffel-Reis-Diät, die sich sehr gut als Suchdiät für Allergiker und Menschen mit Unverträglichkeiten eignet. Betroffene können damit gezielt nach den Auslösern ihrer Beschwerden fahnden, ohne zeitgleich ihre Vitalstoffreserven abzubauen. Aber die beste Nachricht ist, dass Nudeln, Reis und Kartoffeln extrem wenig Fruchtzucker enthalten und die am besten verträglichen pflanzlichen Nahrungsmittel bei Fructose-Intoleranz darstellen.

Fructose- und Glucosegehalt von Nährmitteln

	Fructose g/100g	Glucose g/100g
Kartoffeln	0,14	0,21
Mais	0,07	0,07
Nudeln	0,07	0,07
Reis	0,03	0,03

Fleisch und Fisch

Auch bei Fleisch, Geflügel, Fisch und Wurstwaren kann – bis auf einige Ausnahmen – Entwarnung gegeben werden: Als tierische Lebensmittel enthalten sie von Natur aus keinen Fruchtzucker. Zudem liefert diese Lebensmittelgruppe wichtige B-Vitamine, Eisen und, im Falle von Seefisch, auch Jod. Vorsicht allerdings bei eingelegtem Fleisch und mariniertem Fisch: In vielen Fällen ist die Marinade fructosehaltig oder mit anderen Zuckeraustauschstoffen versehen. Auch bei Wurstwaren, selbst bei gekochtem Schinken, lohnt sich ein genauer Blick auf die Zutatenliste. Hinter dem Begriff »Zuckerstoffe« verbirgt sich nicht selten ein geringer Anteil Fructose.

Zusätzliche Histamin-Intoleranz

Wer nach dem Verzehr tierischer Lebensmittel, insbesondere bei Fisch oder Hackfleischspeisen, Magen-Darm-Beschwerden verspürt oder allergieähnliche Symptome wahrnimmt, sollte auch die Möglichkeit einer Histamin-Intoleranz in Betracht ziehen. Dieser Enzymdefekt tritt ebenfalls gehäuft bei Patienten mit weiteren Intoleranzen auf und führt zu einer schlechteren Verwertung von Histamin, welches durch die Nahrung aufgenommen oder unter bestimmten Umständen im Körper freigesetzt wird. Beispiele histaminreicher oder -freisetzender Lebensmittel sind Rotwein und Sekt, Fisch, Hefe, Sauerkraut, Hackfleisch und auch alte Käsesorten. Die Symptomatik dieser Krankheit ist vielfältiger als die der Fructose-Intoleranz, was ihre Diagnose zusätzlich erschwert: Neben Bauchbeschwerden kann es auch zu Hautreaktionen, asthmatischen Beschwerden, Migräne und vielen weiteren pseudoallergischen Reaktionen kommen. Bekommen Sie Ihre Beschwerden trotz fructosearmer Ernährung nicht in den Griff, so prüfen Sie auch das Vorliegen einer Histamin-Intoleranz.

Backwaren enthalten oft Fructose

Getreide enthält von Natur aus nur einen sehr geringen Anteil an Fructose. Vollkorngetreide und daraus hergestellte Backwaren enthalten etwas mehr Fruchtzucker als Sorten aus fein gemahlenen Mehlen. Angesichts der ernährungs-

Die Erkrankung

physiologischen Bedeutung dieser Lebensmittel sollte man dem geringen Fructosegehalt allerdings keine große Beachtung schenken.

Konventionellen Backwaren wird häufig Fructosesirup zugesetzt. Fragen Sie bei Ihrem Bäcker nach, ob das gewünschte Brot Fructose enthält: Jede Bäckerei muss eine Liste der verwendeten Zutaten ihrer angebotenen Produkte bereithalten und auf Nachfrage alle Inhaltsstoffe mitteilen. Bei Fertigbackwaren aus dem Supermarkt hilft ein Blick auf die Zutatenliste. Nicht selten wird auch Sorbit als Feuchthaltemittel eingesetzt. Meiden Sie auch Sorten, die Honig oder getrocknete Früchte (z.B. Rosinen) enthalten. Bei Biobäckereien finden Sie sicher Brot- und Backwaren nach Ihrem Geschmack, ohne zugesetzten Fructosesirup.

Fructose- und Glucosegehalt von Brot- und Backwaren

	Fructose g/100g	Glucose g/100g
Butterkeks	9,57	8,62
Mehrkornbrötchen	0,33	0,49
Weizenbrötchen	0,05	0,05
Weizenmischbrot	0,21	0,29

Die richtigen Getränke auswählen

Dass gerade die gesunden Fruchtsäfte bei einer Fructose-Intoleranz nicht zu empfehlen sind, liegt auf der Hand. Nicht nur ihr hoher Fruchtzuckergehalt stellt dabei ein Problem dar, sondern auch ihre flüssige Form. Durch sie wird die Passagezeit, also die Verweildauer des Nahrungsmittels in

Richtig einkaufen ◀

Magen und Darm, besonders nach dem Genuss auf leeren Magen deutlich verkürzt. Somit kommt es zu selteneren Kontakten mit dem Transportprotein GLUT-5, und die Fructosemoleküle wandern quasi ungehindert bis in den Dickdarm.

Möchten Sie dennoch nicht gänzlich auf diese Vitaminspender verzichten, trinken Sie mit Mineralwasser verdünnten Fruchtnektar. Trinken Sie diese Mischung nur zu oder nach einer Mahlzeit, so steht der Austestung Ihrer individuellen Verträglichkeit nichts im Wege.

Problematisch sind auch Cola- und Limonadengetränke. Sie enthalten Fructosesirup und nicht selten Sorbit oder andere Zuckeraustauschstoffe. Gut bekömmlich sind die meisten Teesorten und in geringen Mengen auch Kaffee, außerdem Mineralwasser mit wenig Kohlensäure. Wein enthält je nach Sorte wenig oder mehr Fructose und sollte bei Bedarf individuell ausgetestet werden. Aufgepasst bei Bier: Es ist sorbithaltig und gehört nicht auf den Speiseplan. Vorsicht auch bei Gemüsesäften, Instantgetränken und Spirituosen.

Fructose- und Glucosegehalt von Getränken

	Fructose g/100g	Glucose g/100g
Limonade	4,80	4,80
Orangennektar	1,18	1,04
Orangensaft	2,36	2,08
Weißwein halbtrocken	1,59	0,92

Wichtig!

Darf ich noch Haushaltszucker essen?

Immer wieder stellen Betroffene sich die Frage, ob sie Haushaltszucker von nun an nicht auch strikt meiden müssen. Denn schon in der Schule haben wir gelernt, dass Haushaltszucker zur Hälfte aus Fructose besteht. Daher findet man in älteren Quellen auch heute noch die Empfehlung, ihn im Falle einer Fructose-Intoleranz vom Speiseplan zu streichen. Eine Maßnahme, die die meisten Menschen vor nahezu unlösbare Probleme stellen würde. Schließlich ist Saccharose, also Haushaltszucker, in unzähligen Lebensmitteln enthalten und ließe sich nur mit hohem diätischem Aufwand meiden.

Neuere Studien belegen allerdings, dass diese Sorge unbegründet ist. Da Haushaltszucker zur anderen Hälfte aus Glucose, also Traubenzucker besteht, wird er in der Regel problemlos vertragen. Wie Sie bereits wissen, gilt dies für alle Lebensmittel mit einem Glucose-Fructose-Verhältnis von 1:1. Ist der Glucosegehalt noch höher, steigt die Chance auf eine gute Verträglichkeit sogar noch weiter an.

Die einzige Ausnahme bildet die extrem seltene hereditäre Form der Fructose-Intoleranz: Sie erfordert weiterhin eine strenge Diät, bei der auch Haushaltszucker streng gemieden werden muss.

Wichtig! ◄

Ein Wort zur Auswahl der Hersteller in diesem Buch

Vereinzelt enthalten die Lebensmitteltabellen zwar viele Produkte, aber nur eine überschaubare Anzahl unterschiedlicher Hersteller. Sie werden sich fragen, wieso hier nicht eine größere Auswahl an Firmensortimenten aufgeführt wird. Der Hauptgrund ist natürlich, dass wir beim Verfassen der Empfehlungen auf die Kooperation der Unternehmen angewiesen sind. Aus verschiedenen, nachvollziehbaren Gründen haben einige Hersteller aber an dieser Stelle ihre Mitarbeit verweigert oder stark eingeschränkt. Dies lag meist daran, dass sich ihr Sortiment und auch die Zutaten einzelner Produkte in häufigen Abständen grundlegend ändern und zuverlässige Empfehlungen über einen längeren Zeitraum schwierig oder unmöglich sind. Dies hat zur Folge, dass bei einigen Lebensmittelgruppen nur wenige oder sogar nur ein Hersteller bewertet wurde.

In einigen Fällen gibt es auch abweichende Bewertungen artgleicher Lebensmittel von unterschiedlichen Herstellern. Dies liegt daran, dass die Zutatenliste gleichlautender Speisen von verschiedenen Anbietern durchaus variieren, was wiederum direkte Auswirkungen auf die Verträglichkeit bei einer Fructose-Intoleranz hat.

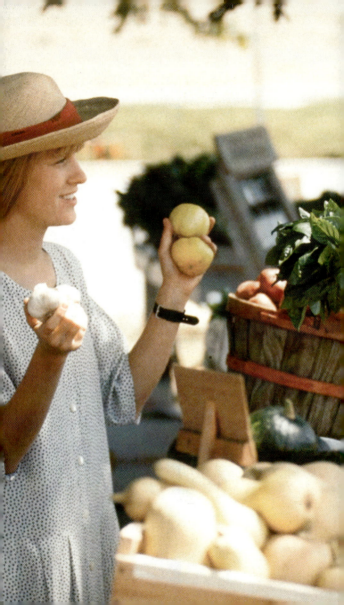

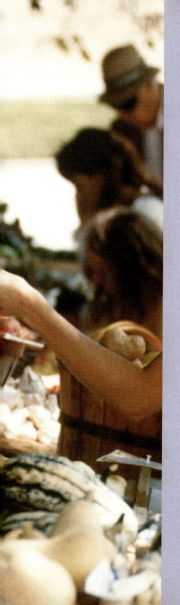

Einkaufs-Tabellen

Auf den folgenden Seiten finden Sie eine Vielzahl von Lebensmitteln, die zum üblichen Sortiment des hiesigen Einzelhandels gehören. Die Einträge sind in einzelne Lebensmittelgruppen unterteilt und alphabetisch sortiert. Nehmen Sie dieses Büchlein bei Ihren Einkäufen mit, so können Sie direkt vor Ort die Eignung eines Produktes überprüfen und gegebenenfalls auf Alternativen zurückgreifen.

Zu den Tabellen

In den nachfolgenden Tabellen finden Sie neben Namen und Hersteller eines Lebensmittels eine Bewertung seiner Eignung bei Fructose-Intoleranz. Die Bewertungskriterien unterscheiden sich je nach Warengruppe und werden eingangs jeden Kapitels kurz erläutert. Die Bewertungen lauten:

✪✪✪ = sehr empfehlenswert
✪ = eingeschränkt empfehlenswert
⚡ = eher nicht empfehlenswert

Weder die Nahrungsmittel-Hersteller noch der Verfasser dieses Buches können eine Gewähr für die Richtigkeit der Empfehlungen geben. Dies liegt begründet in der Vielzahl der unwägbaren Faktoren, welche die Eignung beeinflussen. Individuelle Toleranz und das Vorliegen weiterer Nahrungsmittel-Unverträglichkeiten, Cross-Over-Effekte und Änderungen in der Zutatenliste sind nur einige der möglichen Gründe. Gleichwohl zeigen viele Produzenten und Anbieter eine hinreichende Sensibilität für das Thema »Fructose-Intoleranz«, welche sie durch das Bereitstellen von Datenmaterial bewiesen haben. Ein herzlicher Dank geht daher an dieser Stelle an die Verantwortlichen, ohne deren Unterstützung dieser Einkaufsratgeber nicht hätte entstehen können.

Zur Auswahl der Hersteller lesen Sie bitte auch Seite 33.

Fleischwaren ▶

Fleisch- und Wurstwaren

Tierische Lebensmittel sind von Natur aus fructosefrei, doch die Verwendung von Fructose als Zuckerstoff in Wurstwaren sowie zum Marinieren von Fleisch erschwert die richtige Entscheidung häufig. Daher sind diese Aspekte als Bewertungskriterien für die nachfolgenden Tabellen zugrunde gelegt worden.

Fleischwaren

Bewertung	Lebensmittel	Hersteller
✪✪✪	Balkanröllchen	bofrost
✪✪✪	Bayerischer Leberkäse	Zimbo
✪✪✪	Bockwürstchen	Zimbo
✪✪✪	Bratwürstel aus Thüringen	Zimbo
✪✪✪	Bratwurstschnecken-Spieß	bofrost
✪✪✪	Cevapcici	Zimbo
✪✪✪	Chicken Chips	bofrost
✪✪✪	Chicken Hawaii	bofrost
✪✪✪	Chicken Wings	bofrost
✪✪✪	Cocktail Würstchen	Zimbo
✪✪✪	Curry-Fleischwurst	Zimbo
✪	Currywurst	bofrost
✪✪✪	Delikatess Bauchspeck	Zimbo
✪✪✪	Delikatess Wiener Würstchen	Zimbo
✪✪✪	Deutsches Corned Beef	Zimbo
✪✪✪	Fleischklößchen	bofrost
✪	Fleischspieße mariniert	bofrost
✪✪✪	Formfleisch-Schweine-schnitzel	bofrost

EINKAUFS-TABELLEN

37

Fleisch- und Wurstwaren

Bewertung	Lebensmittel	Hersteller
✪✪✪	Frikadellen	bofrost
✪✪✪	Frikadellen	Zimbo
✪✪✪	Ganze Schenkel vom Hähnchen	bofrost
⚡	Geflügelfrikadellen mit Gartengemüse	bofrost
✪	Geflügelleber »Grand Mère«	bofrost
✪✪✪	Gelderländer Bauchspeck Zwilling	Zimbo
✪✪✪	Gokkelchen	bofrost
✪✪✪	Grillbratwurst	Zimbo
✪✪✪	Hähnchen Cordon bleu	bofrost
⚡	Hähnchen Toskana	bofrost
✪✪✪	Hähnchen-Brustfilet	bofrost
✪✪✪	Hähnchen-Brustfiletstücke	bofrost
✪✪✪	Hähnchen-Schnitzel »Cordon Bleu«	bofrost
✪	Hähnchen-Schnitzel »Madagaskar«	bofrost
✪✪✪	Hähnchenspieße	bofrost
✪✪✪	Herzhafte Bratwurstschnecke	bofrost
✪✪✪	Kasseler 2 Scheiben	Zimbo
✪	Kentucky Cheeseburger	Zimbo
✪✪✪	Kentucky Hot Dog	Zimbo
✪✪✪	Kräuterbratwurst aus Thüringen	Zimbo
✪✪✪	Lammrücken-Medaillons	bofrost
✪✪✪	Lange Thüringer Rostbratwurst	Zimbo
✪✪✪	Leberknödel	bofrost

38

Fleischwaren ▶

Bewertung	Lebensmittel	Hersteller
✪✪✪	Markklößchen	bofrost
✪✪✪	Mini-Krakauer	bofrost
⚡	Nuggets	Zimbo
✪✪✪	Original Bayerischer Leberkäse	Zimbo
✪✪✪	Original Münchener Weißwurst	bofrost
✪✪✪	Original Nürnberger Rostbratwürstl	bofrost
✪✪✪	Original Thüringer Rostbratwurst	Zimbo
✪✪✪	Party-Bällchen	Zimbo
✪✪✪	Party-Frikadellen	bofrost
✪✪✪	Partyschnitzel	bofrost
✪✪✪	Pikanter Putenbraten im Katenrauch geräuchert	Gutfried
✪✪✪	Puten-Braten »Roast Turkey«	Gutfried
✪✪✪	Puten-Bratwurst, alle Sorten	Gutfried
✪	Puten-Krakauer im Saitling	Gutfried
✪✪✪	Rostbratwurst aus Thüringen, alle Sorten	Zimbo
✪✪✪	Schinkenbockwurst	Zimbo
✪✪✪	Schweineschnitzel	Zimbo
✪✪✪	Spanischer Kernspeck	Zimbo
✪✪✪	Sülzkotelett	Zimbo
✪✪✪	Teutoburger Schweineschnitzel	Zimbo
✪✪✪	Thüringer Gehacktes gegart nach Bauernart (Glas)	Zimbo
✪✪✪	Thüringer Rostbratwurst	bofrost

EINKAUFS-TABELLEN

Fleisch- und Wurstwaren

Bewertung	Lebensmittel	Hersteller
✿✿✿	Thüringer Rostbratwurst	Zimbo
✿✿✿ ⚡	Truthahn-Schnitzel Virginia Chicken Nuggets	bofrost Zimbo
✿✿✿	Weißwurst	Zimbo
✿✿✿	Westfälische Putenschnitte	Zimbo
✿✿✿	Westfälische Gemüse-Frikadellen	Zimbo
✿✿✿	Westfälische Grillbratwurst	Zimbo
✿✿✿	Westfälische Hähnchen-schnitte	Zimbo
✿✿✿	Westfälisches Hähnchen-brustfilet in Aspik	Zimbo
✿✿✿	Westfälisches Putenfleisch in Weinaspik	Zimbo

Wurstwaren

Bewertung	Lebensmittel	Hersteller
✿✿✿	Bacon Frühstücksspeck	Zimbo
✿✿✿	Bayerische Gelbwurst	Zimbo
✿	Bayerisches Apfel-Grieben-schmalz	Zimbo
✿✿✿	Bayerisches Kräuter-Grieben-schmalz	Zimbo
✿✿✿	Bayerische Jagdwurst	Zimbo
✿✿✿	Bayerischer Bierschinken	Zimbo
✿	Bierwurst	Zimbo
✿✿✿	Brandenburger Lachsschinken	Zimbo
✿✿✿	Brandenburger Puten-Lachs-rauchfleisch	Zimbo
✿✿✿	BUFFET Puten, alle Sorten	Gutfried

Wurstwaren ▶

Bewertung	Lebensmittel	Hersteller
✿✿✿	Cabanossi	Zimbo
✿✿✿	Cervelatwurst	Zimbo
✿✿✿	Delikatess, alle Sorten	Zimbo
✿✿✿	Geflügel, alle Wurstsorten	Zimbo
✿✿✿	Gelderländer Bauchspeck-Würfel	Zimbo
✿✿✿	Gourmet-Putenbrust, zart angebraten	Gutfried
✿✿✿	Gute-Laune-Geflügel-Fleischwurst	Gutfried Junior
✿✿✿	Jagdwurst	Zimbo
✿✿✿	Kernschinken, luftgetrocknet	Zimbo
✿✿✿	Lippische Gutsleberwurst	Zimbo
✿✿✿	Lippische Leberwurst mit Schnittlauch	Zimbo
✿✿✿	Paprika-Lyoner	Zimbo
✿✿✿	Pausen-Geflügel-Mortadella	Gutfried Junior
✿✿✿	Pfälzer, alle Wurstsorten	Zimbo
✿✿✿	Pfefferbeißer	Zimbo
✿✿✿	Pommern-Spieß	Rügenwalder
✿✿✿	Pommersche, alle Wurstsorten	Rügenwalder
✿✿✿	Puten »Coppa«	Gutfried
✿✿✿	Puten-Bratwurst	Gutfried
✿✿✿	Putenbrust	Gutfried
✿✿✿	Puten-Fleischwurst	Gutfried
✿✿✿	Puten-Kaiserjagdwurst	Gutfried
✿	Puten-Leberwurst, grob	Gutfried
✿✿✿	Puten-Mortadella	Gutfried

EINKAUFS-TABELLEN

Fleisch- und Wurstwaren

Bewertung	Lebensmittel	Hersteller
✿✿✿	Puten-Salami	Gutfried
✿✿✿	Puten-Wurst-Duett, 2 x 200g	Gutfried
✿✿✿	Puten-Wurst-Duett: Schinken-fleischwurst, Kaiserjagdwurst mit Pistazien	Gutfried
✿✿✿	Salami, alle Sorten	Zimbo
✿✿✿	Schinken, alle Sorten	Zimbo
✿✿✿	Schinken-Fleischwurst	Zimbo
✿✿✿	Schinkenspeck	Zimbo
✿✿✿	Schinkenspicker	Rügenwalder
✿✿✿	Schinkenwurst	Zimbo
✿	Schinkenwurst mit Paprika und Olivenöl, dünn geschnitten	Zimbo
✿✿✿	Schinkenzwiebel-Mettwurst	Zimbo
✿✿✿	Schönwetter Geflügel-Salami	Gutfried Junior
✿✿✿	Sommerwurst	Zimbo
✿✿✿	Teewurst	Zimbo
✿✿✿	Teewurst	Rügenwalder
✿✿✿	Thüringer, alle Sorten	Zimbo
✿✿✿	Tiroler Jagdwurst mit Pistazien	Zimbo
✿✿✿	Truthahn-Bierschinken	Gutfried
✿✿✿	Truthahn-Krakauer	Gutfried
✿✿✿	Truthahn-Wurst-Duett	Gutfried
✿✿✿	Westfälische, alle Sorten bis auf:	Zimbo
✿	Westfälische Mettwurst, luftgetrocknet	Zimbo

Milchprodukte, alle Hersteller ▶

Käse, Milch & Co

Auch Milchprodukte enthalten von Natur aus keine Fructose, problematisch sind jedoch jene Sorten mit Fruchtzubereitungen oder echten Früchten. Ihre meist geringen Mengen an Fructose wurden bei der Bewertung berücksichtigt.

Milchprodukte (alle Hersteller)

Bewertung	Lebensmittel
✿✿✿	Biomilch
✿	Buttermilch mit Früchten oder Fruchtzubereitung
✿✿✿	Buttermilch natur
✿	Diätjoghurt mit Früchten
✿	Dickmilch mit Früchten
✿✿✿	Frischkäse (z. B. Speisequark, Hüttenkäse)
✿✿✿	Frischmilch
✿	Fruchtjoghurt
✿✿✿	Halbfester Schnittkäse (z. B. Butterkäse, Edelpilzkäse)
✿✿✿	Hartkäse (z. B. Parmesan, Emmentaler)
✿✿✿	H-Milch
✿	Joghurt mit Müsli
✿✿✿	Joghurt natur
✿	Joghurt-Dressing
✿✿✿	Kefir natur
✿✿✿	Magermilch
✿✿✿	Milch fettarm, pasteurisiert oder teilentrahmt

EINKAUFS-TABELLEN

43

Teigwaren, Kartoffeln, Reis

Bewertung	Lebensmittel
✪✪✪	Molke natur
✪✪✪	Pasta Filata (z. B. Mozzarella)
✪✪✪	Quark natur
✪✪✪	Rohmilch
✪✪✪	Sauermilchkäse (z. B. Handkäse, Harzer Käse)
✪✪✪	Schnittkäse (z. B. Edamer, Gouda)
✪	Trinkmilch mit Früchten oder Fruchtzubereitung
✪✪✪	Vollmilch
✪✪✪	Vorzugsmilch
✪✪✪	Weichkäse (z. B. Brie, Romadur)

Teigwaren, Kartoffeln, Reis

Nahezu bedenkenlos zugreifen dürfen Sie bei den nachfolgenden Warengruppen. Nur besondere Spezialitäten können geringe Mengen Fruchtzucker enthalten, ansonsten gilt bei Nudeln, Kartoffeln und Reis: Langen Sie zu!

Nudeln und andere Teigwaren

Bewertung	Lebensmittel	Hersteller
✪✪✪	7 Hühnchen	Birkel
✪✪✪	Bandnudeln	Sibylle Diät

Nudeln und andere Teigwaren ▶

Bewertung	Lebensmittel	Hersteller
✿✿✿	Bandnudeln mit Ei	Alnatura
✿✿✿	be balanced	Birkel
✿	Bio-Tofu wie Grüne Bandnudeln	Vitaquell
✿	Bio-Tofu wie Spaghetti	Vitaquell
✿	Bio-Tofu wie Spätzle	Vitaquell
✿✿✿	Birkel's No. 1	Birkel
✿✿✿	Blätterteig	bofrost
✿✿✿	Die mag ich	3 Glocken
✿✿✿	Dinkel Bio, alle Sorten	3 Pauly
✿✿✿	Dinkel Spirelli	Alnatura
✿✿✿	Dinkel Vollkorn Bio, alle Sorten	3 Pauly
✿✿✿	Dinkel Vollkorn Rigatoni	Alnatura
✿✿✿	Fusilli	Buitoni
✿✿✿	Genießer-Nudel	Birkel
✿✿✿	Genuss Pur	3 Glocken
✿✿✿	glutenfrei, alle Sorten	3 Pauly
✿✿✿	Gold	Schüle
✿✿✿	Gold-Ei	3 Glocken
✿✿✿	Graupen	Müller's Mühle
✿✿✿	Hartweizen Bio, alle Sorten	3 Pauly
✿✿✿	Hefeklöße	bofrost
✿✿✿	Linguine (Penne, Spaghetti o. Spirelli) semolato	Alnatura
✿✿✿	Makkaroni	Sibylle Diät
✿✿✿	Malloreddus	Buitoni
✿✿✿	No. 1 Vollkornnudel	Birkel

EINKAUFS-TABELLEN

Teigwaren, Kartoffeln, Reis

Bewertung	Lebensmittel	Hersteller
✪✪✪	Original schwäbische Eierspätzle	bofrost
✪✪✪	Original schwäbische Maultaschen	bofrost
✪✪✪	Pasta Classika alle Sorten	Buitoni
✪✪✪	Penne Rialto	bofrost
✪✪✪	Penne Vier-Käse	bofrost
✪✪✪	Recchitelle	Buitoni
✪✪✪	Sonnen-Eiernudel	Birkel
✪✪✪	Spätzle	Sibylle Diät
✪✪✪	Strozzapreti	Buitoni
✪✪✪	Tagliatelle Frumento duro	Buitoni
✪✪✪	Tagliolini Frumento duro	Buitoni
✪	Tortellini Gemüse	Alnatura
✪✪✪	Tortellini in Sahnesoße	bofrost
✪✪✪	Tortellini Ricotta-Spinat	bofrost
✪	Tortellini Soja-Tofu	Alnatura
✪✪✪	Tortelloni in Champignon-Rahmsoße	bofrost
✪✪✪	Vollkorn Bio, alle Sorten	3 Pauly
✪✪✪	Vollkorn, alle Sorten	Alnatura
✪✪✪	Vollkornnudel	3 Glocken

Kartoffelspeisen

Bewertung	Lebensmittel	Hersteller
✪✪✪	Backofen, alle Sorten	bofrost
✪✪✪	Bratkartoffeln	bofrost
✪✪✪	Kartoffel-Knödel	Alnatura

Reisgerichte ◀

Bewertung	Lebensmittel	Hersteller
✪✪✪	Kartoffel-Püree	Alnatura
✪✪✪	Kartoffel-Kloß	bofrost
✪✪✪	Kartoffelknödel Halb & Halb Kochbeutel	Maggi
✪✪✪	Kartoffel-Püree 3x3 Portionen	Maggi
✪✪✪	Kartoffel-Püree mit Speck und Zwiebeln	Maggi
✪✪✪	Knödel Halb & Halb Pulver	Maggi
✪✪✪	Mini Rösti-Taler	bofrost
✪✪✪	Original schwäbische Schupfnudeln	bofrost
✪✪✪	Pommes frites	bofrost
✪✪✪	Pommes Mediterran	bofrost
✪✪✪	Reibekuchen	bofrost
✪✪✪	Rösti-Baguettes (-Pfanne o. -Sandwich)	bofrost
✪✪✪	Semmelknödel	bofrost
✪✪✪	Semmelknödel	Maggi

Reisgerichte

Bewertung	Lebensmittel	Hersteller
✪✪✪	Basmati, braun o. weiß	Alnatura
✪✪✪	Fixfertig-Langkorn Reis	bofrost
✪✪✪	Langkornreis, parboiled	Alnatura
✪✪✪	Milchreis, traditionell (Beutel)	Ruf
✪✪✪	Naturreis, alle Sorten	Alnatura
✪✪✪	Reis, alle Sorten	Müller's Mühle
✪✪✪	Reiskugeln, alle Sorten	Maggi

EINKAUFS-TABELLEN

Frisch und knackig

Frisch und knackig

Wer genau hinschaut, wird auch in der Obst-Tabelle einige gut verträgliche Sorten finden. Füllen Sie Ihren Kühlschrank mit diesen Vitaminspendern auf, so wird Ihnen der Verzicht auf anderes Grünzeug nicht so schwer fallen. Neben Fructosegehalt und Fructose-Glukose-Verhältnis wurde auch ein eventuell vorhandener Sorbitanteil in die Bewertung einbezogen.

Noch mehr empfehlenswerte Sorten als beim Obst finden sich in der Gemüse-Rubrik. Besonders Salate und Pilze eignen sich hervorragend, um beim Grünzeug sorgenfrei zuzulangen.

Obst (alle Anbieter)

Bewertung	Lebensmittel
⚡	Acerola
⚡	Ananas
⚡	Apfel
⚡	Aprikose
✪✪✪	Avocado
⚡	Banane
⚡	Birne
✪	Brombeere
⚡	Cashewapfel
⚡	Clementine
⚡	Dattel
⚡	Erdbeere
⚡	Feige
⚡	Granatapfel

Obst ▶

Bewertung	Lebensmittel
⚡	Grapefruit
⚡	Hagebutte
⚡	Heidelbeere
⚡	Himbeere
⚡	Holunderbeere
⚡	Kirschen
⚡	Kiwi
✪	Limette
⚡	Litschi
✪	Mandarine
⚡	Mango
⚡	Mirabelle
⚡	Mispel
⚡	Moosbeere
✪	Nektarine
⚡	Orange
⚡	Pampelmuse
✪✪✪	Papaya
⚡	Passionsfrucht
⚡	Pfirsich
⚡	Pflaume
⚡	Preiselbeere
⚡	Quitte
✪✪✪	Rhabarber
⚡	Rosine
⚡	Sanddornbeere
✪	Satsuma
⚡	Sauerkirsche
⚡	Stachelbeere

EINKAUFS-TABELLEN

Frisch und knackig

Bewertung	Lebensmittel
⚡	Sultanine
⚡	Süßkirsche
⚡	Vogelbeere
⚡	Wassermelone
⚡	Weintraube
⚡	Zitrone
⚡	Zwetschge

Gemüse (alle Anbieter)

Bewertung	Lebensmittel
⚡	Artischocke
⚡	Aubergine
✿✿✿	Blattspinat
⚡	Blumenkohl
⚡	Brennnessel
✿	Brokkoli
✿	Brunnenkresse
✿✿✿	Champignon
⚡	Chayote
✿	Chicorée
⚡	Chinabohne
⚡	Chinakohl
⚡	Dicke Bohne
✿✿✿	Eisbergsalat
✿✿✿	Endivie
✿✿✿	Erbse
✿✿✿	Feldsalat
⚡	Fenchel

Gemüse ▶

Bewertung	Lebensmittel
⚡	Fleischtomate
⚡	Gewürzgurke, sauer
⚡	Grünkohl
⚡	Gurke
✿✿✿	Knollensellerie
⚡	Kohlrabi
⚡	Kohlrübe
✿✿✿	Kopfsalat
⚡	Kürbis
✿	Mangold
⚡	Meerrettich
✿✿✿	Morchel
⚡	Paprika (gelb, grün o. rot)
⚡	Paprikaschote
✿✿✿	Pastinake
⚡	Petersilie
⚡	Pfefferschote
✿✿✿	Pfifferling
⚡	Porree
✿	Radicchio
✿	Radieschen
✿	Rettich
⚡	Rosenkohl
✿	Rote Bete
⚡	Rotkohl
⚡	Sauerampfer
✿	Sauerkraut
✿	Schalotte
✿✿✿	Schwarzwurzel

EINKAUFS-TABELLEN

Gutes aus der Backstube

Bewertung	Lebensmittel
✪✪✪	Shiitakepilz
⚡	Sojabohne
⚡	Spargel
✪✪✪	Spinat
⚡	Spitzkohl
⚡	Stangenbohne
✪✪✪	Steinpilz
⚡	Strauchbohne
⚡	Tomate
✪	Trüffel
⚡	Wachsbohne, frisch
✪	Weinsauerkraut
⚡	Weißkohl
⚡	Wirsingkohl
✪	Zucchini
✪	Zwiebel

Gutes aus der Backstube

Da Getreide nur sehr wenig Fruchtzucker enthält, sind daraus hergestellte Waren wie Brote und Brötchen meist gut verträglich. Aus lebensmitteltechnologischen Gründen werden zur Herstellung von Backwaren vereinzelt Sirupe verwendet, welche die Verträglichkeit beeinflussen können. Diese Sorten sind je nach individueller Toleranz nur eingeschränkt geeignet.

Brot und Brötchen ▶

Brot und Brötchen

Bewertung	Lebensmittel	Hersteller
✪✪✪	1688, alle Sorten	Harry
✪✪✪	Aktifitbrot, alle Sorten	Ruf
✪✪✪	Artländer, alle Sorten	Ruf
✪✪✪	Baguette-Brötchen	Harry
✪✪✪	Brötchen-Korb, alle Sorten	bofrost
✪✪✪	Butter-Hefezöpfe	bofrost
✪✪✪	Ciabatta	Harry
✪✪✪	Classic Toast 3-Korn Sonne	Harry
✪✪✪	Classic Toast Vollkorn	Harry
✪	Das volle Korn – Katen	Harry
✪	Das volle Korn – Korn an Korn	Harry
✪✪✪	Das volle Korn – Schinken	Harry
✪	Das volle Korn – Sonne	Harry
✪✪✪	Das volle Korn – Urtyp	Harry
✪✪✪	Gemischte Brötchen 8 St.	Harry
✪✪✪	Gerster	Harry
✪	Heidebrot	Harry
✪✪✪	Kastenweizen	Harry
✪✪✪	Knolli Kartoffelbrot	Harry
⚡	Korn-Eck	Harry
✪✪✪	Krustenbrot	Harry
✪✪✪	Kürbiskernbrot	Harry
✪✪✪	Laugenstangen	bofrost
✪	Malz-Mehrkornbrot	Harry
✪	Malz-Mehrkornbrötchen	Harry
✪✪✪	Mehrkornbrot	Harry
✪✪✪	Mehrkornbrötchen	Harry

EINKAUFS-TABELLEN

Gutes aus der Backstube

Bewertung	Lebensmittel	Hersteller
✪✪✪	Meisterkrüstchen	Harry
✪✪✪	Mini-Panelino	Harry
✪✪✪	Original französische Buttercroissants	bofrost
✪✪✪	Panelino mit Kräutern	Harry
✪✪✪	Pumpernickel	Harry
✪✪✪	Rosinenstuten	Harry
✪	Sammy's Super Sandwich mit Vollkorn-Power	Harry
✪✪✪	Sammy's Super Sandwich	Harry
✪✪✪	Sandwich Toast-Taschen	Harry
✪✪✪	Sonnenblumenkernbrot	Ruf
✪	Vitalbrot	Harry
✪✪✪	Vollkornbrot	Harry
✪	Vollkornbrot mit Sonnenblumenkernen	Harry
✪✪✪	Vollkorn-Brotkorb, alle Sorten	bofrost
✪✪✪	Weißbrot	Harry
✪	Weltmeisterbrötchen	Harry

Gebäck (von Bahlsen)

Bewertung	Lebensmittel
✪	Azora
✪✪✪	Blätterbrezeln
✪✪✪	Keks & Gut Cafégebäck
✪✪✪	Leibniz Milchsnack
✪✪✪	Waffeletten

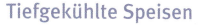

Tiefgekühlte Speisen

Damit tiefgekühlte Speisen nach der Zubereitung durch den Verbraucher aussehen und schmecken, als seien sie frisch zubereitet, müssen die Hersteller oft tief in die Trickkiste greifen. Neben anderen technischen Hilfsmitteln kommt dabei auch Fructose zum Einsatz. Vermutlich aus diesem Grund war die Bereitschaft einiger Hersteller, ihre Produkte für dieses Buch auf den Prüfstand zu stellen, nicht besonders groß. Umso mehr Beachtung gebührt den Produkten desjenigen Anbieters, der auf Transparenz und Offenheit setzt und sein Datenmaterial bereitwillig zur Verfügung gestellt hat.

Tiefkühlgerichte (von bofrost)

Bewertung	Lebensmittel
☺	Asiapfanne süß-sauer
⚡	Babymöhren
☺☺☺	Bami Goreng
☺	Bauernschmaus
⚡	Bellissima »Speciale«
☺☺☺	Bellissima Rucola Pollo
☺☺☺	Bellissima Salami
☺	Bifteki-Pfanne
☺☺☺	Bihunsuppe
⚡	Bircher-Müsli
☺☺☺	Blattspinat
☺	Blumenkohl-Röschen
☺☺☺	bo Frühlingsrollen
☺☺☺	Bolognese-Baguette

Tiefgekühlte Speisen

Bewertung	Lebensmittel
☻	Bouillon-Gemüse
☻	Brechbohnen
☻☻☻	Broccoli-Creme-Suppe
☻☻☻	Broccoli-Nudelauflauf
⚡	Broccoli-Röschen
☻	Broccoli-Sahne-Gratin
☻	Bunter Bohnensalat
⚡	Butterpfannengemüse
☻☻☻	Camembert, paniert
☻☻☻	Champignons in Rahmsoße
☻☻☻	Champignons in Scheiben
☻	Cheeseburger
⚡	Chinesische Gemüsepfanne
☻	Chinesische Knusperente
☻☻☻	Chinesisches Schweinefilet, süß-sauer
☻	Crème-fraiche-Broccoli-Gemüsemischung
⚡	Dicke Bohnen
☻☻☻	Erbsen extra
☻☻☻	Edles Pilzragout
☻☻☻	Elsässer Flammküchle
☻☻☻	Erbsen Petits Pois
☻	Erbsen und Karotten
☻☻☻	Erbsensuppen-Eintopf
⚡	Erdbeeren
⚡	Exotischer Fruchtsalat
☻	Feine Gemüsebeilage
⚡	Feine Obstmischung
☻☻☻	Feinschmecker-Pilzmischung
⚡	Fixfertig Apfel-Rotkohl

Tiefkühlgerichte ▶

Bewertung	Lebensmittel
⚡	Florida-Schnitten
⚡	Gemüse-Baguette
✪	Gemüse-Kartoffelpfanne
✪✪✪	Gemüselasagne
✪	Gemüsemischung in Rahm-Rieslingsoße
✪✪✪	Gemüse-Stäbchen
✪	Gemüse-Wildreis-Mischung
✪✪✪	Geschnetzeltes Schweinefilet in Morchelrahmsoße
⚡	Great American Great Hawaii
⚡	Great American Pizza Great Supreme
✪✪✪	Great Hot Chicken
⚡	Griechischer Bauernsalat
✪✪✪	Gutsherrenpfanne
✪	Gyros-Reispfanne
✪✪✪	Hackbraten in Pfefferrahmsoße
✪✪✪	Hackröllchen griechische Art
✪✪✪	Hähnchen frites
✪✪✪	Hähnchenbrust »Kräuterfrischkäse«
⚡	Hähnchenbrust in Currysoße
✪✪✪	Hähnchenfilettopf »Gärtnerin«
✪✪✪	Hähnchenkeule »Königin Art«
✪✪✪	Hähnchenpfanne
⚡	Hawaii-Baguette
⚡	Heidelbeeren
⚡	Heidelbeer-Pfannkuchen
✪	Herzhafter Bohnentopf
⚡	Himbeeren
✪✪✪	Hirschbraten in Rahmsoße

EINKAUFS-TABELLEN

Tiefgekühlte Speisen

Bewertung	Lebensmittel
✪	Hirschgulasch in Wildsoße
✪✪✪	Hühnerfrikassee
✪✪✪	Hühnersuppen-Eintopf
✪✪✪	Jägerpfanne
⚡	Julienne Gemüse-Mix
✪✪✪	Junger Spinat
⚡	Kaiserschmarrn
✪✪✪	Kaiserschoten
⚡	Karotten-Zweierlei
✪✪✪	Kartoffel-Sahne-Gratin
✪✪✪	Kartoffelsuppe mit Wiener Würstchen
✪✪✪	Käse-Lauchsuppe
✪✪✪	Käse-Pizzetis
✪✪✪	Käsespätzle
✪✪✪	Kassler auf Weinsauerkraut
✪✪✪	Klassischer Rinderbraten in Soße
✪✪✪	Klößchen in Champignonrahmsoße
✪✪✪	Knusper-Pockets
✪✪✪	Knusperfilet Kentucky Style
✪	Kohlrabi
✪	Kohlroulade, bratfertig
✪✪✪	Königsberger Klopse in Kapernsoße
✪✪✪	Landhauspfanne
✪✪✪	Lasagne Bolognese
✪✪✪	Leberspätzle
✪	Leipziger Allerlei
✪✪✪	Linsensuppe
✪✪✪	Maccaroni
✪✪✪	Mais

Tiefkühlgerichte ▶

Bewertung	Lebensmittel
✪✪✪	Mandel-Bienenstich
✪✪✪	Maultaschen-Gemüsepfanne
✪✪✪	Mettbällchen
✪✪✪	Mini-Cordon bleu
✪✪✪	Mini-Knusper-Pockets
✪✪✪	Mini-Bifteki
✪	Mini-Loempias
⚡	Möhren, gewürfelt
✪✪✪	Nasi Goreng
✪✪✪	Nudelpfanne Milano
⚡	Obstquartett Altes Land
✪✪✪	Paella
✪✪✪	Pangasius »Petit«
✪✪✪	Pangasius-Filet
⚡	Paprikastreifen
⚡	Pariser Karotten
✪✪✪	Pasta della casa
✪	Pfifferling-Reispfanne
✪✪✪	Pikante Schweineöhrchen
✪✪✪	Pilzrösti »Förster Art«
⚡	Porree
✪✪✪	Poulardenfilet »Italo«
✪	Prinzessbohnen
✪✪✪	Putengulasch in Rotweinsoße
✪✪✪	Putengulasch Provençale
✪✪✪	Putenkebap
✪✪✪	Putenrollbraten in Rahmsoße
✪✪✪	Quiche Lorraine
✪✪✪	Rahmspinat

EINKAUFS-TABELLEN

Tiefgekühlte Speisen

Bewertung	Lebensmittel
✪	Rahmwirsing
⚡	Ratatouille
✪✪✪	Rehgeschnetzeltes in Preiselbeersoße
✪✪✪	Rinderbraten »Klassische Art«
✪	Rindergulasch
✪✪✪	Rinderroulade »Hausfrauen Art«
✪✪✪	Rinderroulade in Bratensoße
✪	Romanseco-Gemüse-Mix
⚡	Röschen Trio
✪	Rosenkohl, extra klein, handgeputzt
✪	Rosenkohl, handgeputzt
✪✪✪	Rosmarin-Kartoffeln
⚡	Salami-Baguette
⚡	Salami-Pizzettis
⚡	Sauerbraten
✪	Schaschliktopf
✪✪✪	Schinken-Pizzettis
✪✪✪	Schwäbische Festtagssuppe
✪✪✪	Schwäbischer Auflauf
✪✪✪	Schwarzwurzeln in Sahnesoße
✪✪✪	Schweinegeschnetzeltes »Waidmanns Art«
✪✪✪	Schweinehaxenfleisch »Bavaria«
✪	Schweinemedaillons mariniert
✪	Schweinerollbraten
✪✪✪	Schweineschnitzel »Wiener Art«
✪✪✪	Schweinshaxe
✪✪✪	Smoky-Bacon-Fries
✪✪✪	Sonntags-Maultaschen
✪✪✪	Spinat-Kartoffelauflauf

Tiefgekühlte Fischgerichte ▶

Bewertung	Lebensmittel
✿✿✿	Stroganoff-Pfanne
✿	Suppengemüse
✿✿✿	Tafelspitz
✿✿✿	Tivetti Trio
✿✿✿	Trattoria-Mini-Champignon
✿	Trattoria-Mini-Hähnchen
⚡	Trattoria-Mini-Salami
✿✿✿	Trattoria-Mini-Schinken
✿✿✿	Trattoria-Mini-Spinat
✿✿✿	Vollwert-Gemüse-Puffer
✿✿✿	Wiener Schnitzel vom Schwein
✿✿✿	Wiener Würstchen
✿✿✿	Zigeunerschnitzel
✿✿✿	Zwiebelkrüstchen
⚡	Zwiebelwürfel

Tiefgekühlte Fischgerichte (von bofrost)

Bewertung	Lebensmittel
✿✿✿	Alaskaseelachs in Senfsoße
✿✿✿	Alaska-Seelachsfilet
✿✿✿	Backfisch
✿✿✿	Backteig-Tintenfischringe
⚡	Bellissima »Tonno«
✿	Chinesischer Knusperfisch
✿✿✿	Fisch-Duett
✿✿✿	Fischfilet in Kräuterrahmsoße
✿✿✿	Fischfilet Müllerin Art
✿✿✿	Fischletten

EINKAUFS-TABELLEN

Tiefgekühlte Speisen

Bewertung	Lebensmittel
✪✪✪	Fischstäbchen
✪	Fischtopf »Mauretanische Art«
✪	Fischtopf »Rügener Art«
✪✪✪	Friesische Fischpfanne
✪✪✪	Garnelen in Kräutersoße
✪✪✪	Lachsfilet
✪✪✪	Lachsfilet in Gurkenrahmsoße
✪✪✪	Limanda
✪✪✪	Limanda Aspera (Pazifische Kliesche) naturbelassen
✪✪✪	Luxus-Krabben
✪✪✪	Riesengarnelen
✪✪✪	Seelachs in Bärlauch-Pfefferrahm
✪✪✪	Seelachs, mehliert
✪✪✪	Seelachsfilet (Köhler)
✪	Rotbarschfilet, paniert
✪✪✪	Schellfisch, mehliert
✪✪✪	Schellfischfilet
✪✪✪	Schlemmerfilet »Gourmet«
✪✪✪	Schlemmerfilet Broccoli
✪	Schlemmerfilet Italiano
✪✪✪	Schollenfilet, naturbelassen
✪✪✪	Schollenfilet, paniert
✪✪✪	Tagliatelle mit Lachs
✪	Thunfisch-Baguette
✪✪✪	Thunfischsteaks in Knoblauchöl
✪✪✪	Wildlachs in Spinat-Rahmsoße
✪✪✪	Zanderfilet

Brotaufstriche ▶

Süße und pikante Aufstriche

Der hohe Fructosegehalt von Konfitüren und Diätprodukten wurde bereits angesprochen. Viele der Einträge stehen daher stellvertretend für alle Hersteller.

Brotaufstriche

Bewertung	Lebensmittel	Hersteller
⚡	Diabetiker-Konfitüre	alle Hersteller
⚡	Diabetiker-Marmelade	alle Hersteller
⚡	Diät-Gelee	alle Hersteller
⚡	Fruchtaufstrich	alle Hersteller
⚡	Gelee	alle Hersteller
⚡	Honig	alle Hersteller
⚡	Konfitüre	alle Hersteller
⚡	Marmelade	alle Hersteller
✿✿✿	Nuss-Nougat-Creme	alle Hersteller
✿✿✿	Nuxi-Schoko-Creme	Fauser Vitaquell
⚡	Sirup	alle Hersteller
✿✿✿	mOlivio	Fauser Vitaquell
✿✿✿	Omega-3-Pflanzen-Margarine	Fauser Vitaquell
✿✿✿	Unsere Vollwertige bio	Fauser Vitaquell
✿✿✿	Vitagen	Fauser Vitaquell
✿✿✿	Vitasieg	Fauser Vitaquell

EINKAUFS-TABELLEN

Desserts

Bewertung	Lebensmittel	Hersteller
✪✪✪	Vitazell	Fauser Vitaquell
✪✪✪	Vitazell Extra Vital	Fauser Vitaquell
✪✪✪	Vitazell leicht	Fauser Vitaquell

Desserts

Zur Herstellung von Süßwaren und Nachspeisen wird besonders häufig Fructose verwendet. In dieser Tabelle können Sie ersehen, welche Sorten dennoch geeignet sind.

Nachspeisen, Eis und Torten

Bewertung	Lebensmittel	Hersteller
⚡	Ananas-Schiffchen	bofrost
⚡	Banana Split-Cup	bofrost
✪✪✪	Big Mandel	bofrost
✪✪✪	Biskuitrollen-Duo Zitrone	bofrost
✪✪✪	Blättereis-Törtchen	bofrost
✪✪✪	Buntes Stieleis Botinchen	Bofrost
✪	Buntes Stieleis Däumling Cola	bofrost
✪✪✪	Buntes Stieleis Däumling Erdbeer	bofrost
✪	Buntes Stieleis Orange	bofrost
✪✪✪	Buntes Stieleis Vitamin 10	bofrost
⚡	Butter-Apfelkuchen	bofrost
⚡	Cappuccino	bofrost

Nachspeisen, Eis und Torten ▶

Bewertung	Lebensmittel	Hersteller
⚡	Chocosplitter	bofrost
✿✿✿	Classic Box, alle Sorten	bofrost
✿✿✿	Cola-Geschmack	Ruf
✿✿✿	Creme Berliner	bofrost
✿	Creme-Rolle »Frankfurter Art«	bofrost
✿✿✿	Creme-Vanille-Bourbon-Eiskrem	bofrost
✿✿✿	Cuisine	Provamel Bio Soja
✿✿✿	Däumling Vanille	bofrost
✿✿✿	Dessert Dunkle Schokolade,	Alpro soja
✿✿✿	Dessert, alle Sorten	Provamel Bio Soja
⚡	Diät-Himbeer-Rahmkäse-kuchen	bofrost
⚡	Diät-Mini Eklairs	bofrost
⚡	Diät-Mini-Waffelhörnchen	bofrost
⚡	Diät-Riesensandwich Fürst Pückler	bofrost
⚡	Diät-Sahnetorte	bofrost
⚡	Diät-Schoko-Sahne Eis-Cocktail	bofrost
⚡	Diät-Vanille	bofrost
⚡	Diät-Blättereis-Törtchen, alle Sorten	bofrost
✿	Donauwellen	bofrost
✿✿✿	Edle Sahnentortenplatte	bofrost
✿✿✿	Eisdessert Café	bofrost
✿✿✿	Eisdessertbecher Dame Blanche	bofrost

EINKAUFS-TABELLEN

Desserts

Bewertung	Lebensmittel	Hersteller
✪✪✪	Eiskaffee Express	bofrost
✪✪✪	Eiskrem Vanille-Geschmack	bofrost
✪✪✪	Eiskremkonfekt-Vanille-Bourbon	bofrost
⚡	Eismousse au chocolat	bofrost
✪✪✪	Eispulver Schokolade	Ruf
✪✪✪	Eispulver Vanille	Ruf
✪✪✪	Eis-Röllchen	bofrost
⚡	Eisträumereien alle Sorten bis auf:	bofrost
✪✪✪	Eisträumereien Amarena-Vanille	bofrost
✪✪✪	Eisträumereien Erdbeer-Vanille	bofrost
✪✪✪	Eisträumereien Waldfrucht-Vanille	bofrost
✪✪✪	Eiswirbel Himbeer-Vanille	bofrost
✪✪✪	Eiswirbel Zabaione-Nougat	bofrost
✪	Erdbeerherz	bofrost
✪✪✪	Erfrischungsspeise Orange o. Zitrone	Ruf
✪✪✪	Feinkost-Puddingpulver Bourbon-Vanille	Ruf
✪✪✪	Feinkost-Puddingpulver, alle Sorten	Ruf
⚡	Fruchtdäumlinge Apfel	bofrost
✪	Fruchtdäumlinge Erdbeer	bofrost
✪	Fruchtdäumlinge Orange	bofrost
✪	Fruchtdäumlinge Zitrone	bofrost
✪✪✪	Fruchtdäumlinge Zitrone mit Cola	bofrost

Nachspeisen, Eis und Torten ▶

Bewertung	Lebensmittel	Hersteller
✿✿✿	Fruchtdessert Blutorange	Ruf
✿✿✿	Fruchtdessert Limette	Ruf
⚡	Fruchtdessert Pfirsich-Maracuja	Ruf
✿✿✿	Fruchtschale Erdbeer-Kiwi	Ruf
✿✿✿	Fruchtschale Kirsch	Ruf
⚡	Fruchtschale Pfirsich-Ananas	Ruf
✿	Himbeer-Käse-Sahnetorte	bofrost
✿✿✿	Himbeer-Mousse-Torte	bofrost
✿✿✿	Instant-Götterspeise	Ruf
✿✿✿	Instant-Kaltschale Erdbeer-Geschmack	Ruf
✿✿✿	Instant-Kaltschale Heidelbeer-Geschmack	Ruf
⚡	Instant-Kaltschale Pfirsich-Maracuja	Ruf
✿✿✿	Instant-Kaltschale Sauerkirsch-Geschmack	Ruf
✿✿✿	Knusperhörnchen	bofrost
✿	Kunterbunt	bofrost
✿✿✿	Latte Macchiato-Törtchen	bofrost
⚡	Malaga-Eiskrem	bofrost
✿	Marbesa	bofrost
⚡	Mini-Waffelhörnchen	bofrost
✿✿✿	Mini-Buttermilchhörnchen	bofrost
✿✿✿	Mini-Eclairs	bofrost
⚡	Mini-Eisträumereien, alle Sorten	bofrost
✿✿✿	Mini-Kaffeestücke	bofrost

EINKAUFS-TABELLEN

Desserts

Bewertung	Lebensmittel	Hersteller
✪	Mini-Sahnewindbeutel	bofrost
✪✪✪	Mousse, alle Sorten	Ruf
⚡	Obsttortenvielfalt	bofrost
⚡	Oma's Kirsch-Schnitten	bofrost
✪✪✪	Oma's Mohn-Schnitten	bofrost
✪	Orange	bofrost
✪✪✪	Original schwedische Mandeltorte	bofrost
⚡	Original Südtiroler Apfelstrudelstücke	bofrost
⚡	Pfirsich-Maracuja-Torte	bofrost
✪✪✪	Premium Käse-Sahnetorte	bofrost
✪✪✪	Puddingpulver, alle Sorten	Ruf
⚡	Pumuckl-Torte	bofrost
✪	Quark-Mandarine	bofrost
✪✪✪	Rhabarberkuchen	bofrost
✪✪✪	Riesensandwich Fürst Pückler	bofrost
✪✪✪	Rote Grütze	Ruf
✪✪✪	Schlemmer-Creme, alle Sorten	Ruf
✪✪✪	Schnell-Dessert Vanille oder Schokolade	Ruf
⚡	Schoko-Eiskrem	bofrost
✪✪✪	Schokoladen-Donuts	bofrost
✪	Schokosplitter-Eiskrem	bofrost
⚡	Schwarzwälder Kirsch-Schnitten	bofrost
⚡	Sommer-Erdbeertorte	bofrost
✪✪✪	Soßenpulver Vanille-Geschmack	Ruf

Nachspeisen, Eis und Torten ◀

Bewertung	Lebensmittel	Hersteller
⚡	Spaghetti-Eis tradizionale	bofrost
✪	Stracciatella-Eiskrem	bofrost
⚡	Stracciatello	bofrost
⚡	Vanille-Erdbeer Eis-Cocktail	bofrost
✪✪✪	Verpoorten Eierlikör-Torte	bofrost
✪	Waffelhörnchen »de Luxe«, alle Sorten	bofrost
⚡	Waldbeeren-Törtchen	bofrost
⚡	Waldmeister-Vanille	bofrost
✪	Walnuss-Eiskrem	bofrost
⚡	Well'n Ice, alle Sorten	bofrost
✪✪✪	Yofu Beeren-Mix	Provamel Bio Soja
✪✪✪	Yofu Bio Natur	Alpro soja
✪✪✪	Yofu Erdbeere	Provamel Bio Soja
⚡	Yofu Exotic	Alpro soja
✪✪✪	Yofu Himbeere-Vanille	Provamel Bio Soja
✪✪✪	Yofu Kirsche	Provamel Bio Soja
✪✪✪	Yofu Natur	Provamel Bio Soja
⚡	Yofu Pfirsich	Provamel Bio Soja
⚡	Yofu Pfirsich-Mango	Provamel Bio Soja
✪✪✪	Yofu Vanille	Provamel Bio Soja
⚡	Yofu Waldfrüchte	Alpro soja
✪	Zitroneneis	bofrost

EINKAUFS-TABELLEN

Gewürze und Süßungsmittel

Gewürze und Süßungsmittel

Fast alle Gewürze und Würzmittel sind nahezu unbedenklich. Lediglich bei frischen Kräutern lohnt es sich, genauer hinzuschauen. Da hiervon aber auch nur vergleichsweise geringe Mengen beim Kochen zum Einsatz kommen, ist ein vollkommener Verzicht auch hier nicht erforderlich.

Gewürze

Bewertung	Lebensmittel	Hersteller
✿✿✿	Anis, ganz	Alnatura
✿✿✿	Asiatische Küche, gemahlen	Alnatura
✿✿✿	Basilikum, gerebelt	Alnatura
✿✿✿	Blaumohn	Müller's Mühle
✿✿✿	Bohnenkraut, gerebelt	Alnatura
✿✿✿	Brotgewürz, ganz	Alnatura
✿✿✿	Brotgewürz, gemahlen	Alnatura
✿✿✿	Curry, gemahlen	Alnatura
✿✿✿	Dillspitzen, geschnitten	Alnatura
✿✿✿	Dipgewürz, geschnitten	Alnatura
✿✿✿	Gemüsebrühe (Würfel)	Alnatura
✿✿✿	Indische Küche, gemahlen	Alnatura
✿✿✿	Ingwer, gemahlen	Alnatura
✿✿✿	Italienische Küche	Alnatura
✿✿✿	Klare Gemüsebrühe	Alnatura
✿✿✿	Kräuter der Provence	Alnatura
⚡	Kräutermischung	bofrost
✿✿✿	Kräuterprofi, alle Sorten	bofrost

Gewürze ◀

Bewertung	Lebensmittel	Hersteller
✪✪✪	Kräutersalz	Alnatura
✪✪✪	Kräutersalz, jodiert	Alnatura
✪✪✪	Kümmel, ganz	Alnatura
✪✪✪	Liebstöckel, geschnitten	Alnatura
✪✪✪	Lorbeerblätter, ganz	Alnatura
✪✪✪	Majoran, gerebelt	Alnatura
✪✪✪	Meersalz	Alnatura
✪✪✪	Meersalz mit Jod und Fluor	Schneekoppe
✪✪✪	Meersalz, jodiert	Alnatura
✪✪✪	Muskatnuss, gemahlen	Alnatura
✪✪✪	Nelken, ganz	Alnatura
✪✪✪	Oregano, gerebelt	Alnatura
✪✪✪	Paprika, edelsüß, gemahlen	Alnatura
✪✪✪	Paprika, scharf, gemahlen	Alnatura
✪✪✪	Paprikamark	Kühne
✪✪✪	Perlsago	Müller's Mühle
⚡	Petersilie	bofrost
✪✪✪	Petersilie, geschnitten	Alnatura
✪✪✪	Pfeffer, schwarz	Alnatura
✪✪✪	Pizzagewürz, geschnitten	Alnatura
✪✪✪	Rosmarin, geschnitten	Alnatura
✪✪✪	Salatkräuter	Alnatura
✪✪✪	Schnittlauch	bofrost
✪✪✪	Suppengewürz	Alnatura
✪✪✪	Thymian, gerebelt	Alnatura
✪✪✪	Wacholderbeeren, ganz	Alnatura
✪✪✪	Zimt, gemahlen	Alnatura

EINKAUFS-TABELLEN

Koch- und Backzutaten

Süßungsmittel (von Krüger)

Bewertung	Lebensmittel
⚡	Diamant-Diabetikersüße
⚡	Diamant-Flüssigsüßstoff
✪	Diamant-Süßstofftabletten

Koch- und Backzutaten

Auch hier kommt es nur auf die richtige Auswahl an. Mithilfe dieser Liste können Sie problemlos fast jedes nur erdenkliche Backwerk fructosefrei selber herstellen.

Backzutaten (von Ruf)

Bewertung	Lebensmittel
✪✪✪	Adventstorte Nuss-Nougat
✪✪✪	Adventstorte Schoko-Zimt
✪✪✪	Agartine
✪	Apfel-Muffins
✪	Apfeltorte
✪✪✪	Backaroma, alle Sorten
✪✪✪	Backpulver
✪✪✪	Belegkirschen
⚡	Birne-Helene-Torte
✪✪✪	Biskuit-Teig
✪✪✪	Blatt-Gelatine, rot o. weiß
✪✪✪	Bourbon-Vanille-Zucker
✪✪✪	Bunte Zuckerstreusel
✪✪✪	Butter-Spritz-Gebäck

Backzutaten ▶

Bewertung	Lebensmittel
✪✪✪	Donauschnitten
✪✪✪	Gelatine, gemahlen, weiß
✪✪✪	Gelierfix
✪✪✪	Gelierfix 2:1
⚡	Gelierfix 3:1
✪✪✪	Haselnuss-Krokant
✪✪✪	Hefeteig
✪✪✪	Honig-Kuchen
✪✪✪	Kaiserschmarrn mit Rosinen
✪✪✪	Käsekuchenhilfe
✪✪✪	Käse-Sahne-Torte
✪✪✪	Kirsch Muffins
✪✪✪	Kirsch-Baiser-Torte
✪✪✪	Knusper-Plätzchen
✪✪✪	Krümeltorte
✪✪✪	Kuchenglasur, alle Sorten
✪✪✪	Marmorkuchen
⚡	Marzipan-Aprikosen-Torte
✪✪✪	Marzipan-Rohmasse
✪✪✪	Milch-Schoko-Streusel
✪✪✪	Mocca-Bohnen
✪✪✪	Nusskuchen
✪✪✪	Nuss-Nougat
✪✪✪	Nuss-Sandtorte
✪✪✪	Nusstaler
✪✪✪	Obstkuchenteig
✪✪✪	Orangen-Muffins
✪✪✪	Orangen-Zucker

EINKAUFS-TABELLEN

Koch- und Backzutaten

Bewertung	Lebensmittel
⚡	Pfirsich-Melba-Torte
✪✪✪	Pizza-Grundteig
✪✪✪	Pizza-Teig mit Hefe und Pizzasauce
✪✪✪	Preiselbeer-Torte
✪✪✪	Quark-Sahne
✪	Rahm-Apfel-Kuchen
✪✪✪	Raspel-Schokolade Vollmilch
✪✪✪	Raspel-Schokolade Zartbitter
✪✪✪	Rufin-Feine Speisestärke
✪✪✪	Rührkuchen
✪✪✪	Sahnefest
✪✪✪	Sandkuchen
✪✪✪	Schlag-Creme
✪✪✪	Schneeflocken-Torte
✪✪✪	Schokoladen-Dekor, alle Sorten
✪✪✪	Schokoladen-Sahne-Torte
✪✪✪	Tortenguss, alle Sorten
✪✪✪	Trockenbackhefe
✪✪✪	Vanillin-Zucker
✪✪✪	Waldfrucht-Torte
✪	Winterapfel-Torte
✪✪✪	Zitronenkuchen

Öle, Soßen, Dips und Dressings ◀

Öle, Soßen, Dips und Dressings

Bewertung	Lebensmittel	Hersteller
✿✿✿	Asia-Dip	Zimbo
✿✿✿	Bio Distel-Öl	Fauser Vitaquell
✿✿✿	Curry-Dip	Zimbo
⚡	Dip-Soße	bofrost
✿✿✿	Distel-Öl	Fauser Vitaquell
✿✿✿	Lein-Öl	Fauser Vitaquell
✿✿✿	Maiskeim-Öl	Fauser Vitaquell
✿✿✿	Olivenöl, nativ, extra	Fauser Vitaquell
⚡	Pastasoße Bolognese	bofrost
✿✿✿	Raps-Öl	Fauser Vitaquell
✿✿✿	Sesam-Öl, bio	Fauser Vitaquell
✿✿✿	Soja-Öl, bio	Fauser Vitaquell
✿✿✿	Sonnenblumen-Öl	Fauser Vitaquell
✿✿✿	Soßenfix, dunkel o. hell	Ruf
✿✿✿	Traubenkern-Öl	Fauser Vitaquell
✿✿✿	Walnuss-Öl	Fauser Vitaquell

EINKAUFS-TABELLEN

Getränke

Getränke

Nicht nur Obst- und Gemüsesäfte gehören bei Fructose-Intoleranz auf den Prüfstand, sondern auch Cola- und Limonadengetränke aufgrund ihres Sirupgehaltes. Welche Getränke dennoch gut verträglich sind, lesen Sie in den folgenden Tabellen.

Heiße Getränke (von Krüger)

Bewertung	Lebensmittel
✿✿✿	Café au Lait
✿✿✿	Cappuccino, alle Sorten
✿✿✿	Eiskaffee
✿✿✿	Family Cappuccino, alle Sorten
✿✿✿	Family Latte Macchiato
✿✿✿	Feinste Trinkschokolade, 250g-Dose
✿✿✿	Golden Tree Kakaopulver
✿✿✿	Kaffee, alle Sorten
✿✿✿	Kaffeeweißer
✿✿✿	Kakaohaltiges Getränkepulver Trink Fix
✿✿✿	Krüger Kaffee und Kaffeeweißer
✿✿✿	Latte Macchiato
✿✿✿	Linie vital Heißgetränk Salbei o. Zitrone
✿✿✿	Schoko Shake Candy Cream
✿✿✿	Schoko Shake Espresso
✿✿✿	Schokotasse, alle Sorten bis auf:
⚡	Schokotasse Birne Helene
✿✿✿	Wiener Melange
✿✿✿	Zitrone Heißgetränk

Kalte Getränke ▶

Kalte Getränke

Bewertung	Lebensmittel	Hersteller
✪✪✪	Bio Hafer Drink	Provamel Bio Soja
✪✪✪	Bio Reis Drink	Provamel Bio Soja
✪✪✪	Calypso, alle Sorten	Krüger
✪✪✪	Drink Banane	Provamel Bio Soja
✪✪✪	Drink Bio Natur	Alpro soja
✪✪✪	Drink Erdbeere	Provamel Bio Soja
✪✪✪	Drink Kalzium, gekühlt	Alpro soja
✪✪✪	Drink Natural	Provamel Bio Soja
✪✪✪	Drink ohne Zucker- und Salzzusatz	Alpro soja
⚡	Drink Pfirsich & Aprikose	Alpro soja
⚡	Drink Plus Calcium	Provamel Bio Soja
✪✪✪	Drink Schoko	Provamel Bio Soja
✪✪✪	Drink Special	Provamel Bio Soja
✪	Drink Tropical	Provamel Bio Soja
✪✪✪	Drink Vanille	Provamel Bio Soja
✪✪✪	Drink Vanille, gekühlt	Alpro soja
✪✪✪	Eistee Pfirsich	Krüger
⚡	Eistee Pfirsich, kalorienreduziert	Krüger

EINKAUFS-TABELLEN

Babynahrung

Bewertung	Lebensmittel	Hersteller
⚡	Eistee Rote Früchte, kalorien-reduziert	Krüger
✪	Eistee Zitrone	Krüger
⚡	Eistee Zitrone, kalorien-reduziert	Krüger
✪✪✪	Instant Tee, alle Sorten bis auf:	Krüger
✪	Instant Pfirsichtee	Krüger
⚡	Soja & Fruit 3 Fruits	Alpro soja
✪	Soja & Fruit Tropical	Alpro soja
⚡	Zitsch Brausetablette, alle Sorten	Krüger

Babynahrung

Auch Babynahrung kann sehr unterschiedlich hohe Fructosegehalte aufweisen, wie Sie der nachfolgenden Aufstellung entnehmen können. Diese Tabelle ersetzt allerdings nicht die eingehende Beratung durch einen Kinderarzt. Bitte sprechen Sie jede Diätmaßnahme bei Ihrem Kind oder Baby mit einem Arzt oder Diätassistenten ab.

Breie, Flocken, Menüs

Bewertung	Lebensmittel	Hersteller
✪✪✪	3-Korn-Getreidebrei	Milupa
✪✪✪	7-Korn-Getreidebrei	Milupa
✪✪✪	Bandnudeln mit Gemüse und Kalbsfleisch ab 12. Monat	Hipp
✪	Bandnudeln mit Seefisch und Tomatensauce ab 12. Monat	Hipp

Breie, Flocken, Menüs ▶

Bewertung	Lebensmittel	Hersteller
⚡	Bio-Schinkennudeln in feiner Tomatensauce mit Erbsen ab 1 ½ Jahren	Hipp
✪	Bio-Schinkennudeln mit Gemüse ab 8. Monat	Hipp
⚡	Bio-Schinkennudeln mit Tomaten und Karotten ab 4. Monat	Hipp
✪✪✪	Biskotti Knabberei	Milupa
✪✪✪	Blumenkohl mit Kartoffeln ab 4. Monat	Hipp
⚡	Bunter Gemüsereis mit Hühnerfleischbällchen ab 15. Monat	Hipp
⚡	Bunter Kartoffel-Auflauf ab 8. Monat	Hipp
✪✪✪	Butterkeks-Biskuit-Milchbrei	Milupa
✪✪✪	Dinkelflocken-Getreidebrei	Milupa
✪	Erbsen mit Karotten ab 4. Monat	Hipp
✪	Fein. Gemüse mit Reis und Bio-Truthahn ab 12. Monat	Hipp
⚡	Früh-Karotten ab 4. Monat	Hipp
⚡	Früh-Karotten mit Kartoffeln ab 4. Monat	Hipp
✪	Gartengemüse mit Bio-Rind ab 12. Monat	Hipp
⚡	Gemüse-Allerlei ab 4. Monat	Hipp
✪	Gemüseallerlei mit Bio-Rind ab 12. Monat	Hipp
✪	Gemüsecremesuppe ab 12. Monat	Hipp

EINKAUFS-TABELLEN

79

Babynahrung

Bewertung	Lebensmittel	Hersteller
✪	Gemüse-Lasagne ab 1 $\frac{1}{2}$ Jahren	Hipp
✪	Gemüse-Lasagne ab 8. Monat	Hipp
✪	Gemüse-Reis mit Bio-Hühnchen ab 4. Monat	Hipp
✪	Gemüsereis mit Rindfleischbällchen ab 12. Monat	Hipp
⚡	Gemüse-Risotto ab 4. Monat	Hipp
✪	Gemüserisotto mit Bio-Pute ab 12. Monat	Hipp
⚡	Gemüserisotto mit Hühnerbällchen und Erbsen ab 12. Monat	Hipp
✪✪✪	Grieß-Getreidebrei	Milupa
✪✪✪	Grießbrei, probiotisch ab 6. Monat	Hipp
✪	Hafer-Apfel mit Vollkornflocken ab 8. Monat	Hipp
✪✪✪	Haferflocken-Getreidebrei	Milupa
✪✪✪	Hühnchen-Zubereitung ab 4. Monat	Hipp
⚡	Karotten mit Kartoffeln und Bio-Lamm ab 4. Monat	Hipp
⚡	Karotten mit Kartoffen und Bio-Rind ab 4. Monat	Hipp
⚡	Karotten mit Mais ab 4. Monat	Hipp
⚡	Karotten mit Mais und Bio-Kalb ab 4. Monat	Hipp
✪	Karotten, Kartoffeln, Reis und Biolamm ab 8. Monat	Hipp

Breie, Flocken, Menüs ▶

Bewertung	Lebensmittel	Hersteller
⚡	Karotten-Kürbisgemüse mit Bio-Kalb ab 8. Monat	Hipp
✪	Kartoffelgemüse mit Bio-Hühnchen ab 12. Monat	Hipp
✪	Kartoffel-Gemüse mit Bio-Rind ab 8. Monat	Hipp
✪✪✪	Kartoffelgemüse mit Bio-Rind-fleischbällchen ab 1 $\frac{1}{2}$ Jahren	Hipp
⚡	Kartoffeln mit feinem Gemüse und Bio-Schwein ab 12. Monat	Hipp
✪	Kartoffeln mit Gemüse und Rindfleischbällchen ab 15. Monat	Hipp
✪	Kartoffeln mit Karotten-gemüse und Rindfleisch ab 12. Monat	Hipp
⚡	Kartoffeln mit Kürbis und Bio-Rind ab 4. Monat	Hipp
✪	Kartoffeln u. grüne Bohnen mit Bio-Lamm ab 12. Monat	Hipp
✪✪✪	Kindergrieß-Bio-Getreidebrei ab 4. Monat	Hipp
✪✪✪	Kindergrieß-Milchbrei ab 4. Monat	Hipp
⚡	Kürbisgemüse ab 4. Monat	Hipp
✪	Mais mit Kartoffelpüree u. Bio-Pute ab 4. Monat	Hipp
✪	Milde Paprika-Rahmnudeln mit Bio-Putenbällchen ab 12. Monat	Hipp
✪	Milder Curryreis mit Bio-Hühnerbällchen	Hipp

EINKAUFS-TABELLEN

Babynahrung

Bewertung	Lebensmittel	Hersteller
✪✪✪	Miluvit Milchbrei ab 6. Monat	Milupa
✪	Muschelnudeln mit Gemüse und Hühnerfleischbällchen ab 15. Monat	Hipp
✪	Nudeln in Tomatensauce mit Hackfleischbällchen ab 15. Monat	Hipp
✪	Penne mit Tomaten und Zucchini ab 4. Monat	Hipp
✪✪✪	Putenfleisch-Zubereitung ab 4. Monat	Hipp
✪✪✪	Rahmspinat mit Kartoffeln ab 4. Monat	Hipp
✪	Reis in Tomatensauce mit Putenbrustfilet ab 12. Monat	Hipp
✪✪✪	Reis mit Karotten und Bio-Pute ab 8. Monat	Hipp
✪	Reis mit Tomatensauce und Schweine-Geschnetzeltem ab 15. Monat	Hipp
✪✪✪	Reisflocken-Getreidebrei	Milupa
✪	Rigatoni Napoli ab 12. Monat	Hipp
✪✪✪	Rindfleisch-Zubereitung ab 4. Monat	Hipp
✪✪✪	Schmelz-Reisflocken-Bio-Getreidebrei ab 4. Monat	Hipp
✪✪✪	Schoko-Milchbrei	Milupa
✪	Sommergemüse mit Bio-Putenbällchen und Nudeln ab 1 $\frac{1}{2}$ Jahren	Hipp
⚡	Spaghetti Bolognese ab 1 $\frac{1}{2}$ Jahren	Hipp

Breie, Flocken, Menüs ▶

Bewertung	Lebensmittel	Hersteller
✪	Spaghetti Bolognese ab 12. Monat	Hipp
⚡	Spaghetti Bolognese ab 4. Monat	Hipp
✪	Spaghetti Bolognese ab 8. Monat	Hipp
✪	Spaghetti m. Tomaten und Mozzarella ab 8. Monat	Hipp
✪	Spätzle mit Karotten und Rinderrahmgeschnetzeltem ab 15. Monat	Hipp
✪	Sternchennudeln mit Gemüse und Bio-Hühnerbrustfilet ab 12. Monat	Hipp
⚡	Sternchennudeln mit italienischem Gemüse ab 12. Monat	Hipp
✪✪✪	Stracciatella-Milchbrei	Milupa
✪✪✪	Tagliatelle in Spinat-Käse-Sauce ab 12. Monat	Hipp
✪✪✪	Tagliatelle mit Seefisch in Rahmbroccoli ab 8. Monat	Hipp
✪✪✪	Tomate und Kartoffeln mit Bio-Hühnchen ab 8. Monat	Hipp
⚡	Tomatencremesuppe ab 12. Monat	Hipp
✪	Tomatenreis mit Hühnerfleischbällchen ab 12. Monat	Hipp
✪	Tomaten-Risotto mit Bio-Schwein ab 8. Monat	Hipp

EINKAUFS-TABELLEN

Babynahrung

Bewertung	Lebensmittel	Hersteller
⚡	Tomatenspätzle mit Bio-Schinken und Gemüse ab 12. Monat	Hipp
✿✿✿	Zucchini mit Kartoffeln ab 4. Monat	Hipp

Getränke für Kinder

Bewertung	Lebensmittel	Hersteller
✿✿✿	Apfel-Melissen-Tee	Milupa
✿✿✿	Bauchwohl-Tee	Milupa
✿✿✿	Fenchel-Tee ab 8. Monat	Milupa
✿✿✿	Früchte-Tee	Milupa
✿✿✿	Himbeer-Tee	Milupa
✿✿✿	Kindermilch	Milupino
✿✿✿	Kindermilch Schoko	Milupino
✿✿✿	Kindermilch Vanille	Milupino
✿✿✿	Trinkmahlzeit Schoko	Milupino

Vitamin-, Enzym- und Mineralstoffpräparate ▶

Nahrungsergänzungsmittel

Nahrungsergänzungsmittel enthalten häufig Sorbit und andere Zuckeraustauschstoffe. Auch Fructose wird – gerade bei flüssigen Präparaten – oft verwendet. Gleiches gilt übrigens auch für viele Arzneimittel, die hier nicht aufgeführt sind. Setzen Sie jedoch kein verschriebenes Medikament ohne Rücksprache mit Ihrem Arzt ab.

Vitamin-, Enzym- und Mineralstoffpräparate

Bewertung	Lebensmittel	Hersteller
✪✪✪	1 x täglich Calcium plus Vit C D3 Brausetabletten 17er	Krüger
⚡	1 x täglich Magnesium plus Vit C Brausetabletten 17er	Krüger
⚡	1 x täglich Vitamin C plus Zink Brausetabletten 17er	Krüger
⚡	1 x täglich Vitamin plus Mineral Brausetabletten 17er	Krüger
⚡	ACE plus Selen Brausetabletten	Krüger
✪✪✪	Betacur	Laktonova
✪✪✪	Calcium + Vitamin D3	Laktonova
✪✪✪	Calcium-Brausetabletten	Krüger
✪✪✪	Colon Balance	Trisana
✪✪✪	Darmflora-Aktiv	Laktonova
✪	Eisen-Brausetabletten	Krüger
✪✪✪	Enzybalax	Aurica
✪	Enzym-Wied N	Wiedemann Pharma

EINKAUFS-TABELLEN

85

Nahrungsergänzungsmittel

Bewertung	Lebensmittel	Hersteller
⚡	Family Calcium Brause-tabletten 30er	Krüger
✿✿✿	Family Folsäure plus B-Kom-plex Brausetabletten 30er	Krüger
⚡	Family Magnesium Brause-tabletten 30er	Krüger
⚡	Family Multivitamin Brause-tabletten 30er	Krüger
⚡	Family Vitamin C Brause-tabletten 30er	Krüger
✿✿✿	Fructobalax	Laktonova
✿✿✿	Hydrolan	comidaMed
✿✿✿	Joghurt-Kapseln	Laktonova
✿✿✿	Krüger 1 x täglich 24 Vitamine und Mineralien Schluck-tabletten	Krüger
✿✿✿	Krüger 1 x täglich 50 plus Schlucktabletten	Krüger
✿✿✿	Lactase Enzym Kapseln	Laktonova
✿✿✿	Lactase Pulver	Laktonova
✿✿✿	Laktosefreies Biomilchpulver	Laktonova
⚡	Linie vital Calcium plus Vitamin D3 Brausetabletten	Krüger
✿	Linie vital Magnesium plus Vitamin E Brausetabletten	Krüger
⚡	Linie vital Vitamin C plus Eisen Brausetabletten	Krüger
⚡	Magnesium-Brausetabletten	Krüger
✿	Multivitamin + Mineral Brause-tabletten Rote Johannisbeere	Krüger

Vitamin-, Enzym- und Mineralstoffpräparate ◀

Bewertung	Lebensmittel	Hersteller
⚡	Multivitamin-Brausetabletten	Krüger
✪✪✪	OPC 95	Trisana
✪✪✪	PelLind	Pelpharma
✪	praeBiotik 3 proBiotik duo	nutrimmun
✪✪✪	ProBio 6 Plus	BioPräp
✪✪✪	Sanuzella D	Dr. Wolz
✪✪✪	Vitamin C plus Zink Retard-kapseln	Krüger
✪✪✪	Vitamin C Pulver	Krüger
⚡	Vitamin C-Brausetabletten	Krüger
⚡	Vivilact	NCM

EINKAUFS-TABELLEN

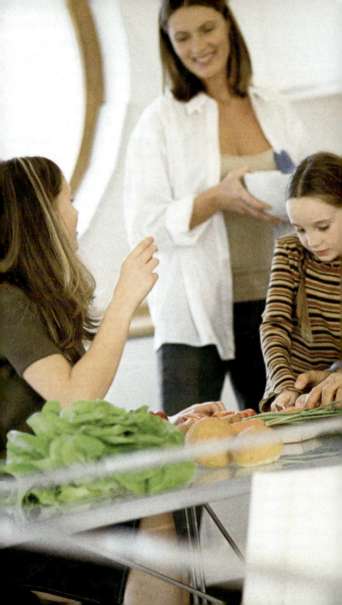

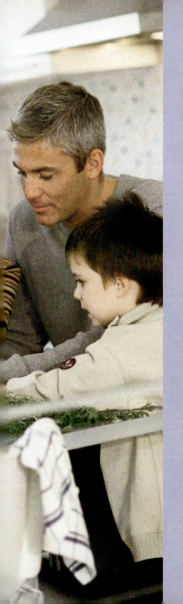

Kochen und unterwegs essen

Auf den folgenden Seiten erfahren Sie, wie Sie Fruchtzucker beim Außer-Haus-Essen und Selbst-Kochen meiden können. Auch mit Fructose-Intoleranz können Sie gesundes, abwechslungsreiches und schmackhaftes Essen genießen.
Lesen Sie, worauf Sie achten sollten, um zukünftig beschwerdefrei zu leben.

Kochen und unterwegs essen

Außer Haus essen

Nach einer mehrwöchigen Umgewöhnungsphase werden Sie sich beim Einkauf und auch bei der Essenszubereitung in den eigenen vier Wänden sicher gut zurechtfinden. Doch wie verhalten Sie sich beim Besuch eines Restaurants, bei Einladungen durch Freunde oder in der Mittagskantine? Die Essensaufnahme außer Haus stellt für Menschen mit Fructose-Intoleranz eine gewisse Herausforderung dar. Häufig enthalten die angebotenen Speisen mindestens einen fructose- oder sorbithaltigen Bestandteil. Auch die genaue Zusammensetzung ist ihnen in der Regel nicht bekannt.

Restaurant

Ein Restaurantbesuch ist dabei sicher noch am unproblematischsten. Hier können Sie Hauptspeisen und Beilagen der Karte entnehmen, genaue Zutaten erfragen und Extrawünsche äußern. Ein gastfreundliches Restaurant wird den zusätzlichen Aufwand für Ihre Bewirtung nicht scheuen und bemüht sein, Ihnen ein verträgliches Menü zusammenzustellen. Die Serviceorientierung eines Lokals sollte denn auch ein entscheidendes Kriterium bei der Auswahl sein.

Einladungen

Etwas schwieriger wird es, wenn man bei Freunden, Bekannten oder Verwandten eingeladen ist. Nicht immer ist es möglich und passend, sich im Vorfeld nach dem geplanten Essen zu erkundigen. Vielen Betroffenen ist es darüber

90

hinaus unangenehm, die gesundheitliche Situation zum Gesprächsthema zu machen. Schließlich möchte man einen unbeschwerten Tag oder Abend genießen und Belastendes aus dem Alltag für ein paar Stunden vergessen. Daher ist es vielleicht vernünftiger, nicht völlig ausgehungert zu einer Verabredung zu gehen und im Zweifelsfall eine Beilage oder das Dessert auszulassen. Auf Bier und Wein sollten Sie dabei lieber verzichten, aber Mineralwasser oder Tee hat jeder Gastgeber vorrätig.

Kantinenessen

In Firmen- oder Werkskantinen können Sie zumindest teilweise mitbestimmen, was auf den Teller kommt. Eine fructosearme Mahlzeit sollte sich in den meisten Fällen zusammenstellen lassen. Das Kantinenpersonal kann leider nicht immer Auskunft geben über den Fructosegehalt eines Menüs. Wer auf Nummer Sicher gehen möchte, der nimmt sich einfach einen kalten Snack von zu Hause mit und isst erst abends eine warme Mahlzeit. So vermeiden Sie auch Diätfehler, die Ihnen aufgrund von Heißhungerattacken passieren.

Schnellrestaurants und Imbissbuden

Das Angebot von Schnellrestaurants und Imbissbuden sollte für Sie, wie auch für jeden gesunden Menschen, nur im Ausnahmefall auf dem Speiseplan stehen. Über den (Nähr-) Wert der dort verkauften Speisen soll an dieser Stelle kein Urteil gefällt werden. Wichtig zu wissen ist jedoch, dass die Liste der verwendeten Geschmacksverstärker, Konservierungsstoffe, Farbstoffe, Aromen und Triebmittel lang ist. Zusatzstoffe dieser Art gehören zu den häufigsten Aller-

Kochen und unterwegs essen

gieauslösern und sollten gerade bei Nahrungsmittel-Unverträglichkeiten nach Möglichkeit gemieden werden. Auch kommen in Schnellrestaurants und Imbissbuden überproportional häufig sorbithaltige Saucen und Dressings wie Ketchup, Mayonnaise und Remoulade zum Einsatz. Ein Grund mehr, diese Art der Nahrungsaufnahme zu meiden.

TIPP

Tipps für unterwegs

- Erfragen Sie im Restaurant die Zutaten und stellen Sie Beilagen nach Ihren Wünschen zusammen.
- Meiden Sie Bier und Wein, wählen Sie stattdessen Mineralwasser oder Tee.
- Gehen Sie nicht völlig ausgehungert zu Essenseinladungen.
- Vermeiden Sie Heißhungerattacken, indem Sie immer einen kleinen Snack verfügbar haben.
- Meiden Sie Schnellrestaurants und Imbissbuden und bevorzugen Sie natürliche, wenig verarbeitete Lebensmittel.

Selbst kochen

Eine fructosefreie Mahlzeit zu zaubern, ist mit nur wenig Vorkenntnis leicht möglich. Schließlich enthalten bei Weitem nicht alle Lebensmittel Fruchtzucker. Verwendet man Speisen tierischen Ursprungs, so wäre das Resultat zumindest in Bezug auf eine Fructose-Intoleranz gut bekömmlich. Allerdings kämen bei einer solch eingeschränkten Speiseauswahl die essenziellen Nährstoffe zu kurz: Vitamine, Spurenelemente, sekundäre Pflanzenschutzstoffe und Ballaststoffe sind elementarer Bestandteil einer geregelten Verdauung und eines gesunden Lebens. Hinzu kommt, dass kulinarischer Genuss einen hohen Stellenwert in unserer Lebensqualität darstellt oder zumindest darstellen sollten. Oder anders ausgedrückt: Einen Großteil des Speiseplanes aus tierischen Lebensmitteln zusammenzustellen, ist einfach nicht jedermanns Sache.

Daraus ergibt sich das Erfordernis, auch weiterhin nicht auf Obst und Gemüse zu verzichten. Die Kunst besteht also darin, geeignete Sorten in gut verträglichen Mengen zu verwenden. Dass hierbei auch die individuelle Toleranzgrenze eine Rolle spielt, wissen Sie bereits.

Pilzgerichte sind ideal

Eine gesunde pflanzliche Alternative stellen Speisepilze dar: Sie bestehen zu etwa 90 Prozent aus Wasser und zu zwei bis sechs Prozent aus Kohlenhydraten. Pilze besitzen einen hohen Ballaststoffanteil, sind in kleinen Portionen aber gut verdaulich. Die meisten Sorten weisen darüber hinaus einen extrem niedrigen Fructosegehalt auf. Weitere Vorteile der Pilze sind ihre unverwechselbaren Geschmacks-

Kochen und unterwegs essen

und Aromastoffe und viele B-Vitamine (unter anderem auch Folsäure), die besonders für Magen-Darm-Patienten eine wichtige Rolle spielen.

Leider stehen Pilzgerichte in Deutschland nicht besonders hoch im Kurs. Im Gegensatz dazu sind sie zum Beispiel in Asien wichtiger Bestandteil einer gesunden Kost und werden seit Tausenden von Jahren auch zur Heilung von Krankheiten eingesetzt. Besonders bei einer Fructose-Intoleranz kann es sinnvoll sein, sich mit dieser pflanzlichen Alternative genauer auseinanderzusetzen.

Fructose- und Glucosegehalt von Pilzen

	Fructose g/100g	Glucose g/100g
Champignon	0,03	0,07
Morchel	0,03	0,06
Pfifferling	0,01	0,02
Shiitake	0,62	1,48
Steinpilz	0,03	0,06
Trüffel	0,37	0,89

Die meist verwendeten Sorten sind Champignons, Austernpilze und Shiitake. Im frischen Zustand sind sie druckempfindlich, daher sollten sie sehr vorsichtig verarbeitet werden. Da sie rasch verderben, ist eine schnelle Zubereitung bei den meisten Sorten empfehlenswert. Im Kühlschrank können Pilze bis zu einer Woche aufbewahrt werden, am besten in einem perforierten Kunststoffbeutel im Gemüsefach. Frische Pilze lassen sich auch einfrieren. Im getrockneten Zustand kann die Lagerzeit bis auf ein Jahr verlängert werden. Allerdings verlieren sie dabei rund 90 Prozent ihres Volumens.

Selbst kochen ▶

Salat ist gesund und bekömmlich

Die Vorteile von Salaten liegen auf der Hand: Dank ihres niedrigen Fructosegehaltes sind sie gut bekömmliche Vitaminspender bei einer Fruchtzucker-Unverträglichkeit. Das Angebot an Blattsalaten ist besonders im Sommer sehr vielfältig und zudem preisgünstig. Wird Salat richtig zubereitet und angerichtet, so kommen seine vielen Nährstoffe voll zur Geltung: Lebenswichtiges Eisen, das der Körper nicht selber herstellen kann, dazu viel Kalium und wenig Natrium in einem entwässernd wirkenden Verhältnis. Und auch Salat enthält viele B-Vitamine wie zum Beispiel Folsäure, die Menschen mit häufigen Darmstörungen dringend benötigen.

Wie Sie Salat richtig zubereiten

Viele der wertvollen Nährstoffe im Salat verflüchtigen sich bei unsachgemäßer Lagerung und Zubereitung. Blattsalate sollten Sie daher nur kühl und dunkel und bei hoher Luftfeuchtigkeit aufbewahren, also am besten im Gemüsefach

Fructose- und Glucosegehalt von Salat

	Fructose g/100g	Glucose g/100g
Chicorée	0,73	1,38
Chinakohl	0,43	0,42
Eisbergsalat	0,63	0,63
Endivien	0,05	0,02
Feldsalat	0,18	0,27
Gurke	0,88	0,79
Kopfsalat	0,53	0,42
Mangold	0,64	1,54

SELBST KOCHEN

Kochen und unterwegs essen

im Kühlschrank. Die eigentliche Zubereitung sollte unmittelbar vor dem Verzehr erfolgen. Hierzu muss der Salat gründlich unter fließendem kaltem Wasser gereinigt werden, um Erde, Steinchen und eventuell anhaftende Pflanzenschutzmittel zu beseitigen. Das Waschwasser lässt sich am einfachsten mit einer Salatschleuder entfernen. Wichtig ist, dass der Salat nicht unnötig lange gewässert wird, da hierdurch wasserlösliche Vitamine ausgeschwemmt werden.

Die Verwendung von Essig als Dressing geschieht nicht nur aus kulinarischen Gründen. Es verhindert auch die Braunfärbung der geschnittenen Blätter und hält sie so länger frisch. Am besten gelingt dies mit einem Essigzerstäuber. Er verteilt den Essig optimal und verhindert das Überfrachten des Salates mit Dressing.

TIPP

Was hilft bei Verdauungsproblemen?

▌ Hat man aus Versehen größere Mengen Fructose verzehrt, so helfen Durchfallpräparate auch nicht weiter. Sie verlängern eher die Leidenszeit und sind bei Nahrungsmittel-Unverträglichkeiten generell nicht geeignet.

▌ Wohltuend bei akuten Beschwerden kann die Massage der Bauchdecke oder ein Heizkissen für den Bauch sein.

▌ Beruhigen Sie Ihren Darmtrakt mit Tee aus Anis, Kümmel und Fenchel.

▌ Bei Verstopfung helfen viel Wasser und ausreichend Bewegung. Verwenden Sie nach Möglichkeit keine Abführmittel, die lediglich den Darm belasten und im schlimmsten Fall zur Gewöhnung führen.

Selbst kochen ▶

Salatöl hat ebenfalls eine doppelte Funktion: Es fungiert als Geschmacksverstärker und sorgt gleichzeitig dafür, dass die fettlöslichen Vitamine vom Körper aufgenommen werden können. Empfehlenswert sind hochwertige Öle mit mehrfach ungesättigten Fettsäuren, die mit einem Zerstäuber sparsam dazugegeben werden können.

Richtig essen

Finden Sie heraus, wie viel an Ballaststoffen Ihr Körper problemlos verkraftet und führen Sie diese Menge so regelmäßig wie möglich zu. Vergessen Sie dabei nicht, viel zu trinken. Der Körper benötigt viel Flüssigkeit. Trinken Sie bis zu 2 Liter Wasser pro Tag. Falls Sie Ihre Nahrung auf mehr Ballaststoffe umstellen, so führen Sie diese behutsam in den Speiseplan ein. Der Körper benötigt eine Weile, um sich daran zu gewöhnen.

Nehmen Sie sich die Zeit, Ihr Essen in Ruhe einzunehmen. Hastige Mahlzeiten fördern Missempfindungen und sollten tabu sein. Das Kauen ist ein wichtiger Bestandteil der Verdauung. Nur gut durchgekaute Nahrung kann vom Darm optimal verdaut und verwertet werden. Hören Sie auf Ihren Körper und warten Sie geduldig das Einsetzen des Sättigungsgefühls ab. Da es zeitversetzt auftritt, sollten Sie sich Zeit für jede Mahlzeit nehmen.

Mehrere kleine Mahlzeiten sind leichter verdaulich als wenige große. Richten Sie Ihren Speiseplan dementsprechend ein. Das Abendessen sollte leicht sein und rechtzeitig eingenommen werden. Blähende Speisen und Getränke lieber meiden.

Alkohol ist zwar nicht strikt verboten, sollte aber nur in Ausnahmefällen und dann in Maßen genossen werden.

SELBST KOCHEN

Kochen und unterwegs essen

Süßwaren enthalten oft viel Fruchtzucker und auch Sorbit. Sie verstärken indirekt ein Gefühl von Heißhunger und sind bei Fruchtzucker-Unverträglichkeit kaum zu empfehlen.

TIPP

Was Sie beim Kochen beachten sollten

▌ Halten Sie Traubenzucker im Küchenschrank bereit. Ersetzen Sie Haushaltszucker in Verbindung mit fructosehaltigen Speisen durch Traubenzucker. Beachten Sie dabei aber, dass Traubenzucker nur 70 Prozent der Süßkraft von Haushaltszucker besitzt und in größeren Mengen abführend wirkt.

▌ Verwenden Sie beim Kochen nicht mehr Salz und Zucker als unbedingt nötig.

▌ Vermeiden Sie scharfe Gewürze. Sie sind für Menschen mit Magen-Darm-Beschwerden meist nicht gut bekömmlich.

▌ Gedünstete oder gekochte Speisen enthalten mehr Nährstoffe als gebratene oder gegrillte Speisen. Bereiten Sie Ihre Lebensmittel auf schonende Art zu.

Dauerhafte Maßnahmen

Achten Sie stets darauf, genügend Zink und Folsäure zuzuführen, um Folgeerkrankungen wie depressive Verstimmungen, häufige Erkältungskrankheiten und Leistungstiefs zu vermeiden.

Verzeihen Sie sich gelegentliche Diätfehler und geben Sie damit nicht gleich die gesamte Nahrungsumstellung auf.

Kein Mensch ist perfekt, und auch Sie dürfen sich vereinzelte Diätsünden erlauben. Maßnahmen bei Nahrungsmittel-Unverträglichkeiten müssen meist lebenslang beibehalten werden. Seien Sie also konsequent und geben Sie bei ausbleibendem Erfolg nicht vorzeitig auf.

Betreiben Sie Ausdauersport. Durch Laufen, Walken oder Schwimmen bringen Sie nicht nur den Darm, sondern den gesamten Organismus in Schwung. Bewegung ist wichtig für eine gesunde Darmtätigkeit und fördert das seelische Wohlbefinden. Benutzen Sie die Treppe anstatt des Fahrstuhls und gehen Sie so viel wie möglich zu Fuß. Jede Form von Bewegung wirkt sich positiv auf Ihre Verdauung aus. Achtung Leistungssportler: Extrem viel Sport hemmt die Stoffwechselvorgänge im Körper und kann Beschwerden einer Nahrungsmittel-Unverträglichkeit verstärken.

Erlernen Sie Entspannungstechniken, falls Stress und Belastung zu Ihrem Alltag gehören.

Auch wenn es am Anfang schwer zu sein scheint: Achten Sie auf eine abwechslungs- und nährstoffreiche Ernährung. Bleiben Sie Optimist: Dass Sie Ihrer gesunden Ernährung nun mehr Aufmerksamkeit widmen als andere, kann für Sie nur von Nutzen sein. Profitieren Sie davon!

Bei Darmträgheit hilft auch ein Glas Wasser direkt nach dem Aufstehen. Befinden sich Blut oder Schleimbeimengungen im Stuhl, so ziehen Sie unverzüglich einen Arzt zu Rate. Ebenso bei Fieber, starken Schmerzen oder akuten Schüben, die nicht in Zusammenhang mit der Ernährung stehen.

Führen Ihre Diätbemühungen nicht zum gewünschten Erfolg, so klären Sie auch das Vorliegen weiterer Nahrungsmittel-Unverträglichkeiten und funktioneller Störungen ab. Mehr als die Hälfte aller Betroffenen leiden zeitgleich auch unter Laktose-Intoleranz, Histamin-Intoleranz oder einem Reizdarmsyndrom.

Adressen und Internetseiten

Adressen und Internetseiten

Internetplattform zu den Themen Fructose-Intoleranz, Laktose-Intoleranz, Histamin-Intoleranz und Reizdarmsyndrom. Mit Online-Shop, Ernährungsberatung, Patientenseminaren u.v.m. (keine medizinische Beratung):

Laktonova Gesundheitsprodukte
Münstereifeler Str. 33a
D-50937 Köln
Tel.: 01 80 / 5 10 87 07
Fax: 01 80 / 5 10 87 09
www.pseudoallergie.de
kontakt@laktonova.de

Patientenservice zu den Themen Allergien, Asthma und Neurodermitis:

Deutscher Allergie- und Asthmabund e.V.
Fliethstr. 114
D-41061 Mönchengladbach
Tel.: 0 21 61 / 81 49 40
www.daab.de
info@daab.de

Informationen über die Fructose-Intoleranz. Mit Bestellmöglichkeit von Fructobalax, einem diätetischen Nahrungsergänzungsmittel zur besonderen Ernährung bei Fructose-Intoleranz im Rahmen eines Diätplans:

www.fructobalax.de

Adressen und Internetseiten ▶

Der Wissenschaft verpflichtet – Ihr Partner für Essen und Trinken:

Deutsche Gesellschaft für Ernährung e. V.
Godesberger Allee 18
D-53175 Bonn
www.dge.de

Kostenlose Informationsbroschüren und aktuelle Zutatenlisten der Marken Knorr, Becel, Bertolli, Du darfst, Lipton, Pfanni, Mondamin, Bifi, Mazola u. a.:

Ernährungs Forum
Serviceabteilung von Unilever Deutschland
Dammtorwall 15
D-20355 Hamburg
Tel.: 0 40 / 34 93 19 88
Fax: 0 40 / 34 93 19 99
www.ernaehrungs-forum.com
Ernaehrungs-forum@unilever.com

Deutsche Gesellschaft zur Bekämpfung der Krankheiten von Magen, Darm und Leber sowie von Störungen des Stoffwechsels und der Ernährung

Gastro-Liga e. V.
Friedrich-List-Straße 13
D-35398 Gießen
Tel.: 06 41 / 97 48 10
Fax: 06 41 / 9 74 81 18
www.gastro-liga.de
geschaeftsstelle@gastro-liga.de

Adressen und Internetseiten

Gemeinnützige und unabhängige Organisation zur bundesweiten gesundheitlichen Aufklärung und Information:

Deutsche Gesundheitshilfe e.V. (DGH)
Hausener Weg 61
D-60489 Frankfurt am Main
www.gesundheitshilfe.de

Nationale Kontakt- und Informationsstelle zur Anregung und Unterstützung von Selbsthilfegruppen:

NAKOS
Wilmersdorfer Str. 39
D-10627 Berlin
Tel.: 0 30 / 31 01 89 60
Fax: 0 30 / 31 01 89 70
www.nakos.de
selbsthilfe@nakos.de

Verzeichnis der Lebensmittel

A

Aufstrich, süß und pikant 63 f
Avocado 48

B

Babynahrung 78 ff
Backwaren 52 ff
– tiefgekühlte 59
Backzutaten 72 ff
Baguette 53
Bierschinken 40
Bircher-Müsli 55
Blätterteig 45
Blattspinat 50
Bratkartoffeln 46
Bratwurst 37 ff
Brei 78
Brot 53 f
Brotaufstrich 63 f
Brötchen 53 f
Butterkäse 43

C

Corned Beef 37
Croissant 54

D

Desserts 67 ff
Dips 75
Dressing 75
Drinks 77 f

E

Eis 64 ff
Eisbergsalat 50
Eistee 77
Emmentaler 43
Enzympräparate 85 ff
Erbsen 50

F

Feldsalat 50
Fertiggerichte 55 ff
Fischgerichte, tiefgekühlte 61 f
Fleischwaren 37 ff
– tiefgekühlte 57
Flocken 78 ff
Fruchtsalat, tiefgekühlter 56
Fruchtschalen 67

G

Garnelen 62
Gebäck 54
Geflügel 37 ff
– tiefgekühltes 57
Geflügelwurst 40 ff
Gelatine 72
Gemüse 50 ff
– tiefgekühltes 55 ff
Gemüsebrühe 70
Gemüsegerichte, Kinder 78 ff

Verzeichnis der Lebensmittel

Getränke
– heiße 76
– kalte 77 f
Getreide 52 ff
Getreidebrei 78 ff
Gewürze 70
Gläschenkost 78 ff
Graupen 45
Grießbrei 80

H
H-Milch 43
Honig 63

J
Jagdwurst 40 f
Joghurt 43

K
Kaffee 76
Kakao 76
Kartoffelgerichte, Kinder
    78 ff
Kartoffelprodukte,
    tiefgekühlte 58
Kartoffelspeisen 46 f
Käse 43 f
Kekse 54
Kinder, Getränke 84
Kindermenü 78
Kindertee 84
Knödel 47
Konfitüre 63
Krabben 62
Kräuter, frische 70

M
Margarine 63
Marmelade 63
Marzipan 73
Maultaschen 46
Meersalz 70
Mehrkornbrot 53
Milch 43 f
Milchbrei 81 f
Milchprodukte 43 f
Milchpulver 86
Milchreis 47
Mineralstoffpräparate 85 ff
Molke 44

N
Nachspeisen 64 ff, 67 ff
Nahrungsergänzungsmittel
    85 ff
Naturreis 47
Nudelgerichte, Kinder 83
Nudeln 44 ff

O
Obst 48
– tiefgekühltes 56
Obstkuchenteig 73
Öle 75

P
Papaya 49
Parmesan 43
Perlsago 71
Pilze 51 f
– tiefgekühlte 59
Pommes frites 47
Puddingpulver 66

Stichwortverzeichnis ◀

R
Reisgerichte 47
Rhabarber 49
Rösti 47

S
Sahnetorten 68
Salat 50
Salatkräuter 71
Sauerkraut 51
Sauermilchkäse 44
Schinken 41
Schoko-Creme 63
Schokolade 74
Schoko-Milchbrei 82
Schokotasse 76
Schweinefleisch 37 ff
- tiefgekühltes 60
Seelachs 62
Sellerie 51
Semmelknödel 47
Soja-Drinks 78
Soßen 75
Spaghetti 46
Spätzle 46
Spinat 52

Suppen, tiefgekühlte 55
Süßungsmittel 72
Süßwaren 64 ff

T
Tee 84
Teewurst 42
Teigwaren 44 ff
– tiefgekühlte 58
Tiefkühlgerichte 55 ff
Tofu 45
Torten 64 ff

V
Vanille-Zucker 72, 74
Vitaminpräparate 85 ff
Vollkornbrot 53 f
Vollkornnudeln 46

W
Wildgerichte, tiefgekühlte
    60
Windbeutel 68
Würstchen 37 ff
Wurstwaren 40 ff
Würzmittel 70

Liebe Leserin, lieber Leser,
hat Ihnen dieses Buch weitergeholfen? Für Anregungen, Kritik, aber auch für Lob sind wir offen. So können wir in Zukunft noch besser auf Ihre Wünsche eingehen. Schreiben Sie uns, denn Ihre Meinung zählt!

Ihr TRIAS Verlag

E-Mail Leserservice:
heike.schmid@medizinverlage.de

Adresse:
Lektorat TRIAS Verlage, Postfach 30 05 04, 70445 Stuttgart
Fax: 0711-8931-748

Programmplanung: Uta Spieldiener

Redaktion: Anne Bleick

Umschlaggestaltung und Layout:
CYCLUS Visuelle Kommunikation, Stuttgart

Bildnachweis:
Umschlagfoto vorn: Stockfood
Fotos im Innenteil: PhotoAlto: 10/11; Archiv der Thieme Verlagsgruppe: 34/35, 88/89
Die abgebildeten Personen haben in keiner Weise etwas mit der Erkrankung zu tun.

2., aktualisierte Neuauflage

© 2008 TRIAS Verlag in MVS Medizinverlage Stuttgart GmbH & Co. KG
Oswald-Hesse-Straße 50, 70469 Stuttgart

Printed in Germany

Satz: Fotosatz Buck, Kumhausen
gesetzt in QuarkXPress
Druck: Westermann Druck Zwickau GmbH, 08058 Zwickau

Gedruckt auf chlorfrei gebleichtem Papier

ISBN 978-3-8304-3464-1   1 2 3 4 5 6

Bibliografische Information
der Deutschen Nationalbibliothek
Die Deutsche Nationalbibliothek verzeichnet diese Publikation in der Deutschen Nationalbibliografie; detaillierte bibliografische Daten sind im Internet über http://dnb.d-nb.de abrufbar.

Wichtiger Hinweis: Wie jede Wissenschaft ist die Medizin ständigen Entwicklungen unterworfen. Forschung und klinische Erfahrung erweitern unsere Erkenntnisse, insbesondere was Behandlung und medikamentöse Therapie anbelangt. Soweit in diesem Werk eine Dosierung oder eine Applikation erwähnt wird, darf der Leser zwar darauf vertrauen, dass Autoren, Herausgeber und Verlag große Sorgfalt darauf verwandt haben, dass diese Angabe dem **Wissensstand bei Fertigstellung des Werkes** entspricht.

Die Ratschläge und Empfehlungen dieses Buches wurden vom Autor und Verlag nach bestem Wissen und Gewissen erarbeitet und sorgfältig geprüft. Dennoch kann eine Garantie nicht übernommen werden. Eine Haftung des Autors, des Verlages oder seiner Beauftragten für Personen-, Sach- oder Vermögensschäden ist ausgeschlossen.

Geschützte Warennamen (Warenzeichen) werden **nicht** besonders kenntlich gemacht. Aus dem Fehlen eines solchen Hinweises kann also nicht geschlossen werden, dass es sich um einen freien Warennamen handelt.

Das Werk, einschließlich aller seiner Teile, ist urheberrechtlich geschützt. Jede Verwertung außerhalb der engen Grenzen des Urheberrechtsgesetzes ist ohne Zustimmung des Verlages unzulässig und strafbar. Das gilt insbesondere für Vervielfältigungen, Übersetzungen, Mikroverfilmungen und die Einspeicherung und Verarbeitung in elektronischen Systemen.

TRIAS verordnet Genuss

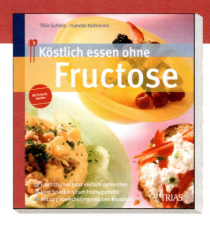

Das Kochbuch

Thilo Schleip
Köstlich essen ohne Fructose
160 Seiten, 58 Fotos
€ 17,95 [D]/€ 18,50 [A]/
CHF 33,–
ISBN 978-3-8304-3326-2

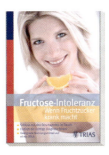

Das Grundlagenbuch

Thilo Schleip
Fructose-Intoleranz. Wenn Fruchtzucker krank macht
102 Seiten 58 Abbildungen
€ 14,95 [D]/€ 15,40 [A]/CHF 35,
ISBN 978-3-8304-3395-8

In Ihrer Buchhandlung oder
bei TRIAS in
MVS Medizinverlage Stuttgart
Postfach 30 05 04
70445 Stuttgart
www.trias-gesundheit.de

Die Preise in Schweizer Franken sind empf. Verkaufspreise.
Preisänderungen oder Irrtum vorbehalten.

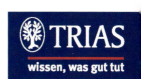

Wer nicht lesen wil[l]

Wichtige Gesundheitsthem[en]

HÖRBUCH ⟩ GESUNDHEIT

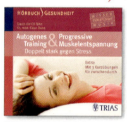

ISBN 978-3-8304-3375-0

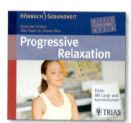

ISBN 978-3-8304-3406-0

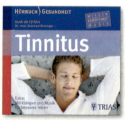

ISBN 978-3-8304-3403-0

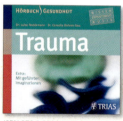

ISBN 978-3-8304-3405-0

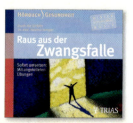

ISBN 978-3-8304-3451-0

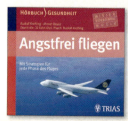

ISBN 978-3-8304-3434-0

arf hören!
tzt als Hörbuch

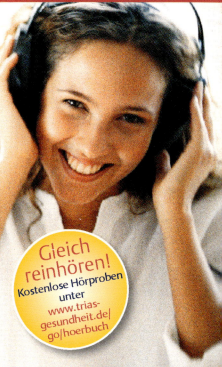

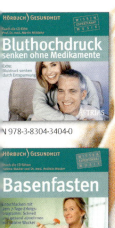

N 978-3-8304-3404-0

N 978-3-8304-3452-0

Ihrer Buchhandlung
eils ca. 70 Minuten Laufzeit
12 Seiten Booklet

€ 14,95 [D]
95 [A] / CHF 27,50
Preise sind unverbindliche
empfehlungen.

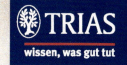

www.trias-gesundheit.de

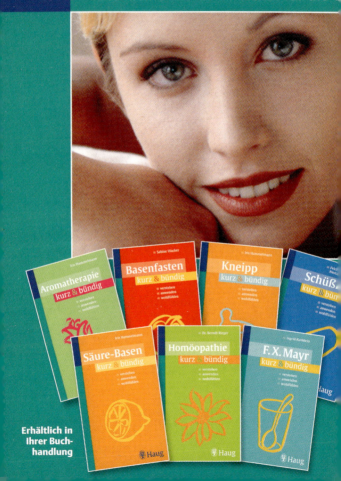